肺动脉高压
经典病例解析

主编 罗勤 赵青

科学出版社

北京

内 容 简 介

本书精选了 24 个不同类型的肺动脉高压病例进行系统介绍,每个病例包括病史简介、体格检查、辅助检查、诊治经过,以及对该亚类疾病的简单介绍。病例点评部分对病例的特点、诊断思路、治疗原则及经验教训进行总结,帮助读者从中获取宝贵的临床经验。

本书图文并茂,全面系统,既注重病例的实用性,又兼顾疾病的理论知识。是肺血管病领域临床医师、研究人员、学生及其他医学专业人员难得的参考用书。

图书在版编目(CIP)数据

肺动脉高压经典病例解析 / 罗勤, 赵青主编. -- 北京:科学出版社, 2024. 6. -- ISBN 978-7-03-078866-5

Ⅰ. R543.2

中国国家版本馆CIP数据核字第2024T1W418号

责任编辑:路 弘 / 责任校对:张 娟
责任印制:师艳茹 / 封面设计:龙 岩

科学出版社 出版

北京东黄城根北街 16 号
邮政编码:100717
http://www.sciencep.com

三河市春园印刷有限公司印刷
科学出版社发行 各地新华书店经销

*

2024 年 6 月第 一 版 开本:787×1092 1/16
2024 年 6 月第一次印刷 印张:12
字数:300 000

定价:108.00 元
(如有印装质量问题,我社负责调换)

编者名单

主　编　罗　勤　赵　青

主　审　柳志红

编　者　（以姓氏笔画为序）

王一佳　邓　丽　李　欣　李坪蔚

李思聪　杨　涛　罗　勤　胡立星

段安琪　赵　青　赵智慧　奚群英

高璐阳　黄志华　章思铖　曾绮娴

学术秘书　李思聪

序

肺动脉高压是一种常见的血流动力学异常状态，其临床表现多样，涉及多学科、多系统，病情进展迅速，诊疗难度大，容易发展为右心衰竭并导致死亡。当前数据表明，全球约 1% 的成年人患有肺动脉高压，65 岁以上的人群患病率高达 10%。由此可见，肺动脉高压已成为严重威胁人类的全球性健康问题。

为了全面提升各级医疗机构的诊疗能力，有序开展肺动脉高压的早期筛查与规范诊治、患者随访管理及健康教育等工作，适应患者日益增长的医疗需求，国家心血管病中心肺动脉高压专科联盟、国家心血管病专家委员会右心与肺血管病专业委员会组织多学科专家在 2023 年制定并发布了《中国肺动脉高压诊治临床路径》，旨在为基层医务人员提供肺动脉高压诊治管理的全面指导。

本书以国内外最新肺动脉高压诊疗指南和《中国肺动脉高压诊治临床路径》为基础，从经典病例出发，详细介绍了各类肺动脉高压的病因、临床表现、诊断、治疗和随访管理等方面的知识，体现了肺动脉高压的规范诊治流程。同时，本书涵盖的肺动脉高压类型广泛，充分展示了个体化治疗策略，旨在满足不同读者对不同类型病例的需求。

我们欣喜地看到，近年来肺动脉高压的诊疗取得了巨大进展，新的靶向药物和治疗手段发展迅速。越来越多的科研人员正在积极参与肺动脉高压相关研究，探索肺动脉高压的病因和新的治疗途径，以期在未来为肺动脉高压患者提供更多、更好的治疗选择。同时，越来越多的临床医师开始意识到肺动脉高压这一疾病的严重性，积极学习相关医学知识，以增强对肺动脉高压的诊断和治疗意识，并通过多学科合作，为患者提供更为全面和个性化的医疗服务。未来，我们还会继续开展相关工作，进一步提高医务人员对肺动脉高压的知晓率和关注度，增进基层诊疗水平，与全国千千万万的医务工作者一道，共享多学科资源，开展深度协作，开启肺动脉高压临床诊疗新篇章。

期待《肺动脉高压经典病例解析》的出版，能为广大临床医师提供有益的借鉴，推动肺动脉高压诊疗水平的提高，为患者带来更美好的明天！

中国医学科学院阜外医院　柳志红

2024 年 4 月

　　肺动脉高压是以肺动脉压升高为主要特征的一种异常血流动力学状态和病理生理综合征。肺动脉高压可能由肺部血管本身的病变引起，也可能由心脏、肺或全身性疾病所致，其病情恶化迅速，致死率、致残率高，目前已成为对人类健康构成重大威胁的重要公共卫生问题。

　　靶向药物的研发和应用极大地推动了肺动脉高压治疗领域的发展，显著改善了患者的预后。然而，肺动脉高压的治疗仍然存在诸多难题和挑战。肺动脉高压的临床表现缺乏特征性，因此早期识别和诊断相对困难。另外，肺动脉高压的病因多种多样，涉及遗传因素、药物或毒素暴露、慢性肺部疾病、心脏疾病等多个方面，这导致疾病的症状和患者的治疗反应表现出显著的异质性，需要根据不同的病因和病情制订个体化治疗策略。2022 年《中国心血管病医疗质量报告》显示，我国肺动脉高压的知晓率、诊断率和治疗率均不理想，特别是在基层医疗机构，专业知识缺乏、临床诊治规范性欠佳、综合管理意识薄弱等问题仍然普遍存在，肺动脉高压规范化诊疗水平亟待提高。

　　为提高肺动脉高压诊疗规范化水平、深化临床医师对各种类型肺动脉高压的理解和认识，国家心血管病中心中国医学科学院阜外医院呼吸与肺血管疾病诊治中心的专家共同编写了《肺动脉高压经典病例解析》。本书精选了 24 个不同类型的肺动脉高压病例进行系统介绍，包括特发性肺动脉高压、可遗传性肺动脉高压、遗传性出血性毛细血管扩张症相关性肺动脉高压、血管反应性阳性肺动脉高压、药物相关性肺动脉高压、肺静脉闭塞病、先天性心脏病相关性肺动脉高压、结缔组织病相关性肺动脉高压、门体分流相关性肺动脉高压、肝移植前及后肺动脉高压、左心疾病相关性肺动脉高压、肺病所致肺动脉高压、慢性血栓栓塞性肺动脉高压等类型，每个病例包括病史简介、体格检查、辅助检查、诊治经过，以及对该亚类疾病的简单介绍。每个章节设有点评部分，对病例的特点、诊断思路、治疗原则及经验教训进行总结，旨在帮助读者从中汲取宝贵的临床经验。本书内容丰富，图文并茂，力求做到内容全面、系统，既注重病例的实用性，又兼顾疾病的理论知识。

　　本书是一本理论与实践相结合的宝贵资料，适用于肺血管病领域的临床医师、研究人员、学生以及其他对该领域感兴趣的医学专业人员。同时，也期待本书能够激发更多读者对肺动脉高压研究的兴趣，为推动我国肺动脉高压治疗事业的发展贡献力量。

　　本书由中央高水平医院临床科研业务费项目（2022-GSP-GG-35）和国家重点研发计划（2023YFC2507203）资助出版。所有章节均由来自国家心血管病中心中国医学科学院阜外医院呼吸与肺血管疾病诊治中心的专家学者撰稿，并经过反复斟酌和推敲，在此向他们致以衷心感谢！由于编者水平有限，书中若有疏漏和不足之处，敬请广大读者批评指正。

中国医学科学院阜外医院　罗　勤

2024 年 4 月

目 录

病例 1. 特发性肺动脉高压

【病史简介】

患者女，25岁。主因"活动后黑矇、意识丧失2个月，气短1个月"于2022年10月12日就诊。患者入院前2个月慢跑时出现黑矇，随后意识丧失，无抽搐及大小便失禁，未就诊。此后于活动中再次发作上述症状，于当地医院行心脏超声检查示肺动脉高压，左心室舒张末期前后径44mm，右房室增大，重度肺动脉高压，三尖瓣中至大量反流。1个月前出现活动耐量明显下降，伴腹胀、恶心，为进一步诊治，门诊以"肺动脉高压"收住院。否认反复发热、光过敏、口干、眼干、猖獗龋、口腔及外阴溃疡、关节痛、雷诺现象等自身免疫病相关表现。患者自发病以来，神志清楚，精神可，饮食、睡眠欠佳。既往体健，无药物、毒物接触史，月经及家族史无特殊。

【体格检查】

体温36.2℃，脉搏101次/分，呼吸20次/分，血压131/93mmHg。慢性病容，神志清楚，发育正常，皮肤未见黄染。眼睑及球结膜无水肿，口唇无发绀，颈静脉充盈，双下肺未闻及明显啰音。心律齐，$P_2 > A_2$。三尖瓣听诊区可闻及2/6级收缩期杂音，肝脾肋下未触及，双下肢无明显水肿。

【辅助检查】

1. 血气分析（桡动脉）：pH 7.463，$PaCO_2$ 23.3mmHg，PaO_2 93.1mmHg，SaO_2 96.3%。

2. 血常规：白细胞总数 9.84×10^9/L，血红蛋白150g/L，血小板总数 225×10^9/L。

3. 血生化：ALT 203U/L，Tbil 11.34μmol/L，Cr 54.2μmol/L，UA 741.83μmol/L，Hcy 15.23μmol/L。

4. NT-proBNP 2346.0pg/ml，BNP 399pg/ml。

5. 甲状腺功能、肿瘤标志物、感染四项（乙型肝炎病毒表面抗原、抗丙型肝炎病毒抗体、人类免疫缺陷病毒抗原/抗体联合检测、抗梅毒螺旋体抗体筛查）、免疫全套均未见异常。

6. 心电图：窦性心动过速，T波改变，心电轴右偏（图1-1）。动态心电图：窦性心律，偶发房性期前收缩，平均心率97次/分。

7. 超声心动图：左心房前后径26mm，左心室舒张末期前后径27mm，左室射血分数（LVEF）68%，右心室前后径40mm，三尖瓣环收缩期位移（TAPSE）9mm，肺动脉收缩压（sPAP）110mmHg，三尖瓣反流速度（TRV）5.0m/s。超声诊断：重度肺动脉高压，右心扩大，右心功能减低，三尖瓣大量反流，少量心包积液。

8. X线检查：（2022年10月）两肺纹理偏重，未见实变。主动脉结不宽，肺动脉段轻凸，心脏各房室不大；心胸比0.46（图1-2）。

9. 肺动脉CTA：①肺动脉高压，性质待定，肺动脉扩张，主肺动脉横径27mm；②右房室增大，右室壁增厚，心包内见少量低密度影；③双侧段以上肺动脉未见明确血栓栓塞征象；④肺内未见渗出实变及团块影（图1-3～图1-5）。

10. 肺功能检查：中度限制性通气功能障碍，肺弥散功能轻至中度障碍。FEV₁

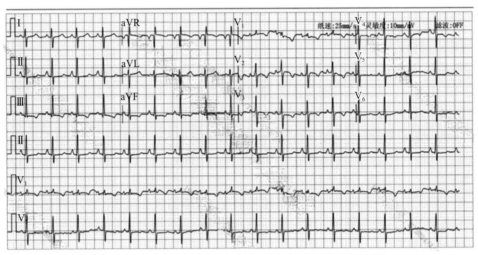

图 1-1　心电图：窦性心动过速，T波改变，心电轴右偏

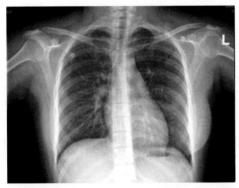

图 1-2　X线胸片：两肺纹理偏重，主动脉结不宽，肺动脉段轻凸，心脏各房室不大

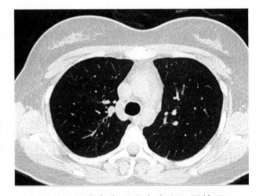

图 1-3　肺内未见渗出实变及团块影

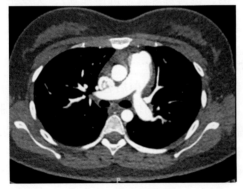

图 1-4　肺动脉扩张

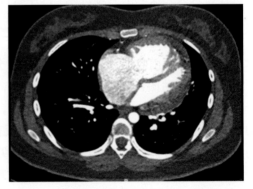

图 1-5　右心明显增大，少量心包积液

Pre 61%，$FEV_1/FVC\%$ 97%，DLCO 59%。

11. 睡眠呼吸监测：AHI 1.2 次 / 小时，最低血氧饱和度（SO_2）82%，不符合睡眠呼吸暂停。

12. 6 分钟步行试验 314m。

13. 心肺运动试验：因病情较重，未做。

14. 右心导管检查：基线，BP134/70/91mmHg，HR 97 次 / 分，RAP 8/3/4mmHg，mPAP 81/38/55mmHg，PAWP 5/1/5mmHg，PVR 13.26WU，CI 2.14L/（min·m^2）；吸入伊洛前列素（万他维）后，BP134/70/91mmHg，HR 99 次 / 分，RAP 7/4/5mmHg，mPAP 80/35/52mmHg，PAWP 5/6/5mmHg，PVR 12.27WU，CI 2.18L/（min·m^2）。符合毛细血管前性肺动脉高压，急性血管反应性试验阴性。

【诊治经过】

患者为青年女性，活动时气短、黑矇，超声提示肺动脉高压、右心室明显扩大，左心室内径减小，X 线胸片提示肺动脉段轻凸，肺动脉 CT 提示肺动脉增宽，右心室增大，右心功能不全。患者无明显自身免疫病表现，结合入院免疫指标检查未见异常，可除外结缔组织病相关肺动脉高压。既往患者无明显的药物毒物接触史。右心导管证实为毛细血管前性肺动脉高压，考虑为特发性肺动脉高压、心脏扩大，三尖瓣关闭不全，心功能Ⅲ级明确。

患者首次入院时症状重，心力衰竭指标明显升高，结合右心导管检查指标，考虑为肺动脉高压分层为中高危，予以强心利尿补钾及营养支持等治疗，建议启动包括曲前列尼尔在内的三联靶向药物治疗（马昔腾坦 + 他达拉非 + 曲前列尼尔）。此后规律门诊随访酌情制订治疗方案。病情好转后住院复查，根据肺动脉高压随访危险分层为中危，予以马昔腾坦、利奥西呱、司来帕格三联靶向药物治疗。

【疾病介绍】

肺动脉高压（pulmonary hypertension，PH）是指多种原因所致肺血管结构和（或）功能改变，引起肺血管阻力和肺动脉压力升高的临床和病理生理综合征，继而发展成右心衰竭甚至死亡。其血流动力学定义为海平面、静息状态下，经右心导管检查（right heart catheterization，RHC）测定的肺动脉平均压（mean pulmonary artery pressure，mPAP）> 20mmHg。根据肺动脉楔压（pulmonary artery wedge pressure，PAWP）和肺血管阻力（pulmonary vascular resistance，PVR）将 PH 分为毛细血管前性 PH、单纯型毛细血管后性 PH 和混合型毛细血管后性 PH（表 1-1）。

表 1-1　肺动脉高压血流动力学定义

血流动力学分类	血流动力学参数
肺动脉高压	mPAP > 20mmHg
毛细血管前性 PH	mPAP > 20mmHg，PAWP ≤ 15mmHg，PVR > 2WU
单纯型毛细血管后性 PH	mPAP > 20mmHg，PAWP > 15mmHg，PVR ≤ 2WU
混合型毛细血管后性 PH	mPAP > 20mmHg，PAWP > 15mmHg，PVR > 2WU

注：1mmHg=0.133kPa。

临床上根据 PH 发生的病理生理机制、临床表现、血流动力学特点及治疗的不同分为 5 类：①动脉型 PH；②左心疾病所致 PH（表 1-2）；③肺病和（或）低氧所致 PH；④肺动脉阻塞所致 PH；⑤机制未明和（或）多因素所致 PH。特发性肺动脉高压（idiopathic pulmonary arterial hypertension, IPAH）为动脉型肺动脉高压的一个亚类，即不能找到明确病因的肺动脉高压，同时基因检测无明显致病基因。

表 1-2　肺动脉高压的临床分类

分类	亚类
第一类：动脉型肺动脉高压	特发性肺动脉高压
	可遗传性肺动脉高压
	药物和毒物相关肺动脉高压
	疾病相关的肺动脉高压
	结缔组织病
	人类免疫缺陷病毒感染
	门静脉高压
	先天性心脏病
	血吸虫病
	对钙通道阻滞剂长期有效的肺动脉高压
	具有明显肺静脉或肺毛细血管受累征象的肺动脉高压（肺静脉闭塞病/肺毛细血管瘤病）
	新生儿持续性肺动脉高压
第二类：左心疾病所致肺动脉高压	心力衰竭
	射血分数保留的心力衰竭
	射血分数降低或轻度降低的心力衰竭
	瓣膜性心脏病
	导致毛细血管后性肺动脉高压的先天性或获得性心血管疾病
第三类：肺病和（或）低氧所致肺动脉高压	阻塞性肺疾病或肺气肿
	限制性肺疾病
	混合性限制/阻塞性肺疾病
	低通气综合征
	非肺病导致的低氧血症（如高原）
第四类：肺动脉阻塞所致肺动脉高压	慢性血栓栓塞性肺动脉高压
	其他肺动脉阻塞
第五类：机制未明和（或）多因素所致肺动脉高压	血液系统疾病：慢性溶血性贫血，骨髓增生性疾病
	系统性疾病：肺朗格汉斯细胞组织细胞增生症，神经纤维瘤病Ⅰ型
	代谢性疾病：戈谢病，糖原贮积病
	慢性肾功能不全伴或不伴血液透析
	肺肿瘤血栓性微血管病
	纤维性纵隔炎

1.流行病学及发病机制　所有年龄、种族和性别的人群均可罹患 PH。然而，由于分类广泛和病因多样，较难获取 PH 及其不同类型包括 PAH 的患病率准确估计值。特发性 PAH(idiopathic pulmonary arterial hypertension，IPAH)和可遗传性 PAH(heritable pulmonary arterial hypertension，HPAH）在一般人群中罕见，据估计每百万成人中有 5～15 例。

IPAH 目前病因不明，注册登记研究报道 IPAH 最低患病率约为 5.9/100 万。从 1981 年美国 NIH 数据来看，IPAH 的平均发病年龄为 36 岁，以女性为主。在缺乏靶向药物的传统治疗时代，IPAH 自然预后差，中位生存期仅 2.8 年，1 年、3 年和 5 年生存率分别为 68%、48% 和 34%。随着靶向药物治疗进展，IPAH 预后明显改善。美国 REVEAL 注册研究显示，自靶向药物广泛应用于临床以后（自 2001 年 11 月之后），PAH 患者 1 年、3 年、5 年和 7 年的 Kaplan-Meier 生存率分别为 85%、68%、57% 和 49%。日本的研究显示经过靶向药物治疗，IPAH 患者长期生存显著提高，5 年生存率达 96%，10 年生存率达 78%。2011 年我国研究表明，IPAH 的 1 年、3 年生存率分别为 92.1%、75.1%，与发达国家报道相近。

PAH 的病理改变主要累及远端肺小动脉，其特征性表现：肺动脉内膜增殖伴炎症反应、内皮间质化，甚至形成向心性或偏心性改变，中膜肥厚及持续的收缩、外膜纤维化、基质重塑，以及肺小血管周围炎症浸润而导致其增厚、滋养血管屈曲增生形成丛状病变；还可见病变远端扩张和原位血栓形成，从而导致肺动脉管腔进行性狭窄、闭塞。近年来研究还发现肺静脉也会出现血管重塑，出现"动脉化"表现，参与 PAH 的发生；支气管动脉因为"血管分流"会出现管壁增厚和管腔扩大等表现。这些病理改变导致肺血流量发生变化和肺血管阻力升高，从而逐渐增加肺动脉压力，引起右心后负荷增加，导致右心室肥厚、扩张和功能下降，最终出现右心衰竭。

2.临床表现　IPAH 的临床表现缺乏特异性，患者可能出现活动后疲劳、呼吸困难、胸痛、心悸、声音嘶哑和晕厥等症状，且可能伴有下肢水肿、腹水等右心功能不全的相关临床表现。查体可发现呼吸频率增快，脉搏频数、细小，发绀；P_2 亢进、分裂，左侧第 2 肋间可闻及收缩期喷射性杂音、肺动脉区舒张期杂音、三尖瓣区收缩期杂音；颈静脉充盈或怒张、肝大、腹水、下肢水肿等。

3.辅助检查　IPAH 的辅助检查主要表现为肺动脉扩张、右心功能不全等表现，与其他 PAH 相比无明显特异性。血化验：血氧分压下降、血红蛋白升高、胆红素升高、肝酶升高等右心系统受累表现。心电图可见：①肺性 P 波；②心电轴右偏；③右心室肥厚；④完全性或不完全性右束支阻滞；⑤右胸 V_1 ～ V_4 导联和下壁 Ⅱ、Ⅲ、aVF 导联 ST 段压低和（或）T 波倒置。X 线胸片可见：①肺动脉段凸出；②右心房、室扩大；③中心肺动脉扩张，外围纤细。肺动脉 CT 可见肺动脉增宽，外周动脉纤细等。灌注不均，无明显肺段样缺损。

右心导管检查（RHC）：RHC 是诊断 PH 的金标准，尤其是 PAH 需要通过 RHC 进行确诊。RHC 需要在专业的中心按照标准操作流程进行，采集完整的血流动力学参数（表 1-3）。此外，为了进一步了解 PH 的病因，还需要分部位采血测定血氧饱和度。确诊IPAH的患者需要做急性血管反应性试验，以筛选出对钙通道阻滞剂（calcium channel blocker，CCB）治疗有效的PAH患者。急性血管反应性试验药物可采用一氧化氮、伊洛前列素、腺苷，当用药剂量达到目标剂量或出现低血压、严重心动过缓、头晕、胸闷、四肢麻木等不良反应时应终止试验，复测肺动脉压力、心排血量等血流动力学参数。急性血管反应性试验阳性的标准：mPAP下降至少10mmHg，且绝对值降至40mmHg以下，心排血量升高或维持不变。

表1-3 右心导管血流动力学参数

测量的血流动力学数	正常值	计算的血流动力学数	正常值
肺动脉收缩压（mmHg）	15～30	肺血管阻力（WU）	0.3～2.0
肺动脉舒张压（mmHg）	4～12	肺血管阻力指数（WU·m²）	3.0～3.5
平均肺动脉压（mmHg）	8～20	全肺阻力（WU）	<3
右心房平均压（mmHg）	2～6	心脏指数[L/（min·m²）]	2.5～4.0
肺动脉楔压（mmHg）	6～12	每搏输出量（ml）	60～100
心排血量（L/min）	4～8	每搏指数（ml/m²）	33～47
混合静脉血氧饱和度（%）	65～80		

注：1mmHg=0.133kPa。

基因检测：已在家族性PAH、IPAH、PVOD/PCH和药物/毒物相关PAH中发现PAH的基因突变。故建议IPAH患者完善基因检测，明确其及其家庭成员可能携带增加PAH风险的突变，从而进行筛查和早期诊断，并对早期无症状基因携带者进行密切随访。即使不进行基因检测，也应让家庭成员了解早期迹象和症状，以确保及时、适当地进行诊断。

4. 诊断　IPAH是排他性诊断，其诊断流程从PH的疑诊、确诊、求因及功能评价4个方面进行，排除继发因素后最终得以确定。这4个方面并非严格按照流程分步骤进行，临床操作过程中可能会有交叉，其中病因诊断贯穿于PH诊断的全过程。根据《中国肺动脉高压诊断与治疗指南（2021版）》及欧洲心脏病学会（European Society of Cardiology，ESC）和欧洲呼吸学会（European Respiratory Society，ERS）联合发表的《2022肺动脉高压诊断和治疗指南》中关于PH的诊断流程，IPAH的诊断流程可参考图1-6。

5. 治疗原则和措施　IPAH临床严重性评估是指根据临床表现、WHO功能分级（表1-4）、6分钟步行试验（6MWT）、心肺运动试验、超声心动图、CMR、血流动力学及血清生物学标志物等多项检查指标，对患者的病情及预后进行综合评价。根据危险分层（表1-5，表1-6）制订个性化治疗方案，随访过程中需要重复危险分层评估并调整治疗方案。基线及随访危险分层标准如下。

（1）一般治疗：一般措施包括在专业医师指导下进行康复运动、育龄期女性避孕、接种疫苗、社会心理支持及避免前往高海拔地区等。基础治疗包括吸氧、抗凝、利尿

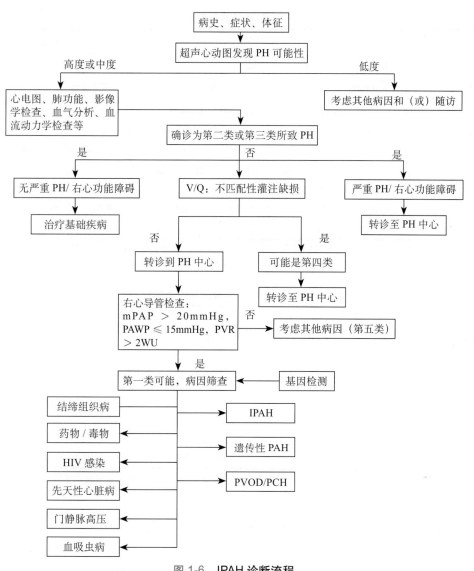

图 1-6　IPAH 诊断流程

表 1-4　WHO 功能分级

分级	分级标准
Ⅰ级	患者体力活动不受限，日常体力活动不会导致呼吸困难、乏力、胸痛或接近晕厥
Ⅱ级	患者体力活动轻度受限，休息时无不适，但日常活动会出现呼吸困难、乏力、胸痛或接近晕厥
Ⅲ级	患者体力活动明显受限，休息时无不适，但低于日常活动会出现呼吸困难、乏力、胸痛或接近晕厥
Ⅳ级	患者不能进行任何体力活动。存在右心衰竭征象，休息时可出现呼吸困难和（或）乏力，任何体力活动均可加重症状

表 1-5　PAH 的基线危险分层

预后因素	低危	中危	高危
WHO 分级	Ⅰ、Ⅱ	Ⅲ	Ⅳ
6MWD	＞ 440m	165 ～ 440m	＜ 165m
BNP/NT-proBNP	BNP ＜ 50ng/L 或 NT-proBNP ＜ 300ng/L	BNP50 ～ 300ng/L NT-proBNP300 ～ 1100ng/L	BNP ＞ 300ng/L NT-proBNP ＞ 1400ng/L 或 RAP ＞ 14mmHg
血流动力学参数	CI ≥ 2.5L/（min·m²） 或 SvO₂ ＞ 65% 或 RAP ＜ 8mmHg 或 SVI ＞ 38ml/m²	CI 2 ～ 2.4L/（min·m²） 或 SvO₂ 60% ～ 65% 或 RAP 8 ～ 14mmHg SVI 介于 31 ～ 38ml/m²	CI ＜ 2.0L/（min·m²） 或 SvO₂ ＜ 60% 或 RAP ＞ 14mmHg 或 SVI ＜ 31ml/m²

注：低危，至少符合 3 项低危标准且不具有高危标准；中危，不属于低危和高危者均属中危；高危，至少符合两项高危指标，其中包括 CI 或 SvO₂。1mmHg =0.133kPa。

表 1-6　PAH 随访危险分层评估模型

预后因素	低危	中低危	中高危	高危
赋分*	1 分	2 分	3 分	4 分
WHO 功能分级	Ⅰ / Ⅱ	—	Ⅲ	Ⅳ
6MWD（m）	＞ 440	320 ～ 440	165 ～ 319	＜ 165
二选一				
BNP（ng/L）	＜ 50	50 ～ 199	200 ～ 800	＞ 800
NT-proBNP（ng/L）	＜ 300	300 ～ 649	650 ～ 1100	＞ 1100

注：*本行为同列预后变量所对应的分值，将各项预后变量对应的分值相加后除以变量个数并四舍五入，得到的整数对应患者的危险等级。—：无。

和强心等。动脉血氧饱和度≤ 90% 的 PAH 患者应进行氧疗。

（2）特异性治疗

1）钙通道阻滞剂（CCB）：急性血管反应性试验阳性的 IPAH 患者应接受最大耐受剂量的 CCB，常用的 CCB 有地尔硫䓬、硝苯地平、氨氯地平。应用 CCB 的患者应每 3 ～ 6 个月进行评估，观察其安全性和有效性。

2）靶向药物：没有心肺合并症的急性血管反应性试验阴性患者需要给予靶向药物治疗。目前靶向药物主要针对一氧化氮、内皮素和前列环素三条通路，每条通路有不同的作用靶点。根据患者的危险分层进行靶向药物治疗的选择。危险分层低危至中危患者建议双联靶向药物治疗，对于高危患者建议应用包括曲前列尼尔在内的三联靶向药物治疗。每 3 ～ 6 个月随访，根据随访危险分层进行靶向药物续贯治疗方案选择。

一氧化氮通路类：西地那非、他达拉非、利奥西呱。

内皮素通路类：波生坦、安立生坦、马昔腾坦。

前列环素通路：伊洛前列素、曲前列尼尔、司来帕格。

机械循环及手术或介入治疗：重症 PAH 患者如有肺移植或恢复的可能，可考虑

外周静脉 - 动脉体外膜氧合和插入肺动脉和肺静脉或左心房之间的无泵型膜式氧合器。球囊扩张房间隔造口术和 Potts 分流术，建议作为经充分内科治疗效果不佳等待肺移植的桥接治疗。PAH 患者经充分内科治疗后仍处于中高危或高危状态，以及需要静脉应用前列环素药物和已知或可疑肺静脉闭塞病或肺毛细血管瘤病患者建议进行移植评估。

【病例点评】

本例患者的诊治从初期完善病因筛查，根据疾病严重程度评估进行个体化治疗方案选择，治疗后规律随访并根据危险分层调整治疗方案，符合特发性肺动脉高压的诊疗规范，并得到了良好的治疗效果。

该患者治疗上体现了循证和个体化结合。患者首次住院时病情重，结合临床情况考虑为首诊高危 IPAH，予以充分药物治疗后进行右心导管检查，结合基因检测结果证实为 IPAH。本例患者急性血管反应试验阴性，三联靶向药物治疗方案下病情评估为中危，继续给予包括曲前列尼尔在内的三联靶向药物治疗，患者病情进一步好转。待进一步完善右心导管检查后行降阶靶向药物治疗。

PAH 的诊断和治疗领域一直在不断进步，包括更多生化标志物的出现、新型靶向药物的在研、遗传学方面的进步、无创检查手段的更新等，为患者的进一步治疗提供了广阔的前景。

（邓　丽）

参 考 文 献

[1] 中华医学会呼吸病学分会肺栓塞与肺血管病学组 . 中国肺动脉高压诊断与治疗指南 (2021 版). 中华医学杂志 , 2021, 101(1):11-51.

[2] Humbert M, Kovacs G, Hoeper MM, et al. 2022 ESC/ERS Guidelines for the diagnosis and treatment of pulmonary hypertension. Eur Heart J, 2022, 43(38):3618-3731.

[3] Humbert M, Sitbon O, Chaouat A, et al. Pulmonary arterial hypertension in France:results from a national registry. Am J Respir Crit Care Med, 2006, 173(9):1023-1030.

[4] Ling Y, Johnson MK, Kiely DG, et al. Changing demographics, epidemiology, and survival of incident pulmonary arterial hypertension: results from the pulmonary hypertension registry of the United Kingdom and Ireland. Am J Respir Crit Care Med, 2012, 186(8):790-796.

[5] McGoon MD, Benza RL, Escribano-Subias P, et al. Pulmonary arterial hypertension: epidemiology and registries. J Am Coll Cardiol, 2013, 62(25 Suppl):D51-D59.

[6] Morrell NW, Aldred MA, Chung WK, et al. Genetics and genomics of pulmonary arterial hypertension. Eur Respir J, 2019, 53(1):1801899.

[7] 国家心血管病中心肺动脉高压专科联盟国家 , 心血管病专家委员会右心与肺血管病专业委员会 . 中国肺动脉高压诊治临床路径 . 中国循环杂志 , 2023, 38(7):691-703.

病例 2. 可遗传性肺动脉高压

【病史简介】

患者男，34 岁。于 2022 年 12 月 10 日就诊。

主诉：间断胸闷、气短 1 年，反复活动后晕厥。

现病史：患者 1 年前"感冒"后出现活动胸闷、气短、声音嘶哑，饮水呛咳时突发晕厥，1 分钟后意识恢复。否认晕厥前胸痛、心悸、咯血、咳嗽、发热，夜间可平卧，双下肢无水肿。此后患者活动耐量逐渐下降，并反复多次于剧烈运动后出现晕厥，性质同前，数分钟后可自行清醒，曾有小便失禁。患者就诊于当地医院，查头颅 CT、脑电图、动态心电图、冠状动脉 CTA 未见异常；NT-proBNP 1520pg/ml，D- 二聚体在正常范围；超声心动图：左心房前后径 33mm，左心室舒张末期前后径 34.5mm，LVEF 60%，估测肺动脉收缩压 90mmHg。胸部 CT：双肺多发磨玻璃影，不排除过敏性肺炎可能。建议转上级医院进一步诊治，患者为明确治疗就诊本院。患者长期务农，否认药物、毒物接触史；病程中，否认反复口腔、外阴溃疡，脱发，光过敏，皮疹等；患者自发病以来，饮食睡眠尚可，大小便正常，体重无明显下降。

既往史：既往体健，否认高血压、冠心病、高脂血症等疾病。

个人史：育龄婚育，育有 2 女 1 子，无烟酒嗜好。

家族史：父母体健，2 女近 6 个月有活动后胸闷，于当地医院行超声心动图检查发现肺动脉高压。

【体格检查】

体温 36.5℃，脉搏 70 次 / 分，呼吸 18 次 / 分，血压 109/65mmHg。神志清楚，对答切题，发育正常，步态正常，全身皮肤黏膜无黄染，浅表淋巴结未触及肿大。眼睑及球结膜无水肿，巩膜无黄染，口唇无发绀，颈静脉怒张。胸廓无畸形，呼吸对称，呼吸音清楚，双下肺可闻及少许湿啰音。心界不大，心尖搏动位于左锁骨中线第 5 肋间，胸骨左缘第 3 ～ 4 肋间三尖瓣听诊区可闻及 3/6 级收缩期杂音。心律齐，P_2 ＞ A_2。腹部平坦，肝脾未触及肿大，双下肢无水肿。

【辅助检查】

1. 血常规：白细胞总数 $7.52×10^9$/L，中性粒细胞百分比 61.1%，血红蛋白浓度 173g/L，血小板总数 $272×10^9$/L。

2. 血生化：白蛋白 48.4g/L，前白蛋白 302.9mg/L，总胆红素 18.83μmol/L，丙氨酸转氨酶 28U/L，天冬氨酸转氨酶 37U/L，谷氨酰转肽酶 73U/L，钾 3.61mmol/L，钠 139.48mmol/L，肌酐 75.8μmol/L，肾小球滤过率 115.28ml/min，尿素氮 7.93mmol/L，尿酸 638.11μmol/L，同型半胱氨酸 16.57μmol/L，三酰甘油 0.55mmol/L，高密度脂蛋

白胆固醇 1.11mmol/L，低密度脂蛋白胆固醇 2.34mmol/L。

3. BNP 480pg/ml，NT-proBNP 1110pg/ml。

4. 凝血功能：凝血酶原时间 13.0 秒，活化部分凝血活酶时间 34.7 秒，D- 二聚体 0.15μg/ml，纤维蛋白（原）降解产物 2.5μg/ml。

5. 心肌酶：高敏肌钙蛋白 I 0.118ng/ml，肌酸激酶同工酶 3.2ng/ml，肌红蛋白 28.69ng/ml。

6. 肿瘤标志物：甲胎蛋白，癌胚抗原，糖类抗原 19-9、糖类抗原 125、糖类抗原 153 均在正常范围。

7. 感染筛查：乙型肝炎、丙型肝炎、艾滋病、梅毒、痰培养 + 涂片、降钙素原、C 反应蛋白、红细胞沉降率、炎症因子等均在正常范围。

8. 动脉血气分析：pH 7.465，二氧化碳分压 30.3mmHg，氧分压 62.7mmHg，实际碳酸氢根浓度 21.3mmol/L，标准碳酸氢根浓度 23.5mmol/L，标准碱剩余 − 0.9mmol/L，实际碱剩余 − 2.4mmol/L，血氧饱和度 90.6%，肺泡动脉氧分压差 50.7mmHg，乳酸 1.05mmol/L。

9. 免疫筛查：抗核抗体谱、血管炎抗体、补体、免疫球蛋白，易栓症三项、抗磷脂抗体谱均在正常范围。

10. 呼吸功能：FVC 3.6L，81%Pred；FEV_1 2.92L，78%Pred；FEV_1/FVC% 81.2%，100%Pred；DLCO 18.9ml/（min・mmHg），61%Pred。

11. 睡眠呼吸监测：AHI 1.9；不符合睡眠呼吸暂停综合征。

12. 6 分钟步行试验：360m。

13. 心肺运动试验：峰值摄氧量（Peak VO_2）12.3ml/（min・kg），达预计值的 29%。

14. 心电图：窦性心律，电轴右偏，右心室肥厚（图 2-1）。

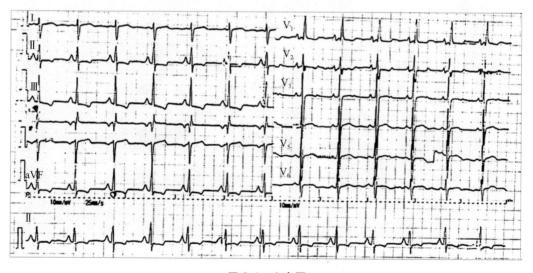

图 2-1　心电图

15. X线：主动脉结不宽，肺动脉段凸出，双肺门动脉扩张，右心增大，心胸比 0.51（图 2-2）。

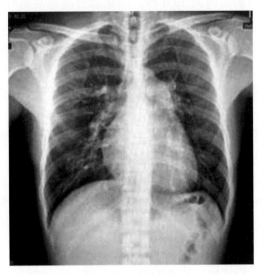

图 2-2　X 线胸片

16. 超声心动图：左心房前后径 30mm，右心房左右径 68mm，左心室舒张末期前后径 32mm，室间隔厚度 9mm，LVEF 62%，右心室前后径 40mm，TAPSE 13mm，下腔静脉内径 21mm，呼吸塌陷率 < 50%。三尖瓣收缩期流速 4.5m/s，反流压差 81mmHg，估测肺动脉收缩压 91mmHg。结论：重度肺动脉高压，右心扩大，右心功能减低（图 2-3）。

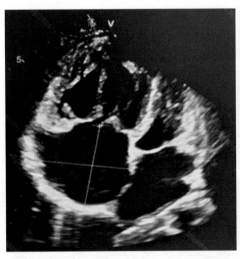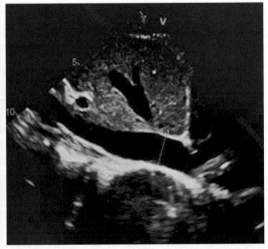

图 2-3　超声心动图

17. 胸部 CT：双肺多发小叶中心磨玻璃影，小叶间隔增厚，近胸膜处可见扭曲新生血管形成。纵隔淋巴结增大（图 2-4）。

18.肺动脉 CTA：肺动脉增宽，其内未见充盈缺损。右心房、右心室增大，左心室受压（图 2-5）。

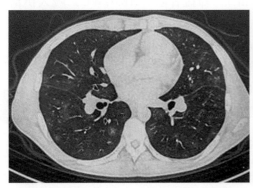
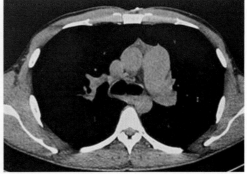

图 2-4　胸部 CT

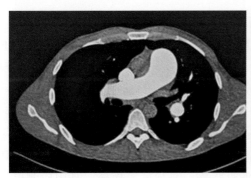
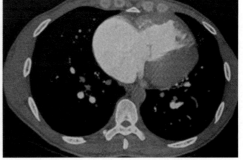

图 2-5　肺动脉 CTA

19.肺灌注显像：双肺灌注不均匀，未见呈肺段性灌注缺损分布（图 2-6）。

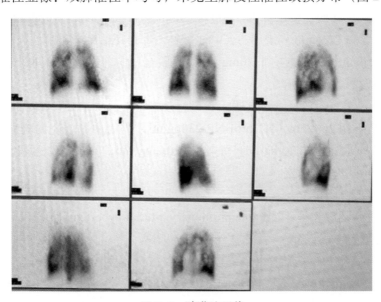

图 2-6　肺灌注显像

20. 右心导管检查：混合静脉血氧饱和度 61.35%，股动脉血氧饱和度 92.8%，右心房压 4/0/1mmHg，右心室压 93/4/6mmHg，肺动脉压 92/42/61mmHg，肺毛细血管楔压 2/2/2mmHg，心脏指数 2.66L/（min•m²），肺血管阻力 18.67WU。吸入伊洛前列素 20μg 后，肺动脉压力 90/43/60mmHg，心脏指数 2.5L/（min•m²），肺血管阻力 18.8WU。结论：毛细血管前性肺动脉高压，急性血管反应性试验阴性。

21. 基因检测：发现 BMPR2（chr2：203383554）c. 631C ＞ T（p.Arg211 Ter）杂合致病性变异，两女儿携带同样的致病突变。家系图如图 2-7。

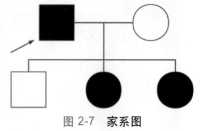

图 2-7　家系图

【诊断】

①可遗传性肺动脉高压；②慢性肺源性心脏病；③心脏扩大；④心功能 Ⅲ 级（WHO 分级）；⑤高尿酸血症。

【诊治经过】

患者为中年男性，因活动胸闷、声音嘶哑、反复活动晕厥来院；心电图可见电轴右偏、右心室肥厚表现，胸部 X 线显示肺动脉凸出、肺动脉扩张，超声心动图提示 PH 高度可能（三尖瓣反流峰值流速 ＞ 3.4m/s），同时提示右心功能下降。综合上述检查项目，疑诊肺动脉高压。患者否认左心疾病及相关症状，超声心动图未见心脏瓣膜等结构性心脏病，左心功能正常，故基本除外左心疾病相关肺动脉高压。肺功能检查及血气分析排除严重肺部疾病；核素肺灌注显像、肺动脉 CTA 排除肺动脉栓塞性疾病；右心导管检查明确为毛细血管前性肺动脉高压，血液学检查排除免疫相关疾病、HIV 感染、严重肝肾疾病、血液系统疾病、代谢性疾病、易栓症等疾病。基因检测提示，患者及其女儿均携带 BMPR2 致病突变。至此，患者诊断明确。

PAH 治疗应综合多项指标以对患者的病情严重程度进行全面评估，本例患者 WHO 功能分级 Ⅲ 级、6 分钟步行距离 360m、NT-proBNP 1110pg/ml、右心房压 1mmHg、CI 2.66 L/（min•m²）、SvO₂ 61.35%。综合评估患者目前处于中危。起始给予马昔腾坦 10mg qd+ 他达拉非 10mg qd 口服联合靶向药物治疗，同时辅以利尿、补充电解质、地高辛等药物治疗。

5 个月后，患者随访复查，自述症状略有改善，未再发作晕厥。WHO 功能分级 Ⅲ 级、6 分钟步行距离 401m、NT-proBNP 230pg/ml，仍为中危。靶向药物调整为马昔腾坦 10mg qd+ 他达拉非 20mg qd+ 司来帕格 0.2mg bid，并于门诊逐渐调整靶向药物剂量。随访至今，病情稳定。

【疾病介绍】

可遗传性肺动脉高压（heritable pulmonary arterial hypertension，HPAH）是一种罕见的心血管遗传疾病，以肺小动脉的广泛梗阻和闭塞为特征，进而导致肺血管阻力增加，右心室压力升高和右心室肥厚，最终可能导致右心衰竭甚至死亡。其血流动力学定义为 mPAP ＞ 20mmHg，PAWP ≤ 15mmHg，PVR ＞ 2WU（1WU=80dyn•s/cm⁵），属于第一大类肺动脉高压（pulmonary arterial hypertension，PAH）。

　　HPAH 的发病与基因突变密切相关,近年来研究已确认多个与 PAH 相关的致病基因,这些基因主要涉及 TGF-β 超家族及其信号传导途径。已知的 PAH 致病基因包括 *BMPR2*、*BMP9*、*ALK1*、*ENG*、*SMAD9*、*BMPR1B*、*TBX4*、*CAV1* 和 *KCNK3* 等,这些基因可解释 50% ~ 80% HPAH 和 20% ~ 50% 遗传性散发型 IPAH 患者的病因。其中,*BMPR2* 是最常见的致病基因,约 75% 的家族性 PAH 和 25% 的特发性与之相关。在中国人群中,*BMPR2* 突变在 HPAH 和 IPAH 中分别占比 53% 和 15%。*BMPR2* 基因编码骨形成蛋白 2 型受体,属于 TGF-β 超家族,其信号通路在细胞的增殖和分化中发挥重要作用。*BMPR2* 基因突变主要通过促进细胞增殖和抑制细胞凋亡,调控血管增殖,从而导致肺小动脉狭窄和重塑。TGF-β 超家族信号传导通路中的其他调控因子,如 *SMAD1*、*SMAD4*、*SMAD9* 编码基因的突变,也可能通过类似途径介导 PAH 形成。其他基因如 *ACVRL1* 和 *ENG* 突变与遗传性出血性毛细血管扩张症家族相关;陷窝蛋白 1 编码基因(*CAV1*)和钾通道亚家族 K 成员 3 编码基因(*KCNK3*)突变也被证实与 PAH 相关;*TBX4* 基因突变与小髌骨综合征相关;*EIF2AK4* 双等位基因突变在遗传性肺毛细血管瘤和肺静脉闭塞性疾病中也有报道。

　　基因突变在 HPAH 的发展中扮演着重要的内因角色,与外因共同通过多种分子途径参与疾病的发生和进展。其特征性病理改变主要发生在远端肺小动脉,包括内膜增殖、炎症反应、内皮细胞间质化、中膜肥厚和外膜纤维化等。这些病理改变导致肺血管阻力升高,肺动脉压力逐渐增加,引起右心后负荷增加,从而导致右心室肥厚、扩张和功能下降,最终出现右心衰竭。

　　HPAH 的临床表现缺乏特异性,患者可能出现活动后疲劳、呼吸困难、胸痛、咯血、声音嘶哑和晕厥等症状,且可能伴有进行性右心功能不全的相关临床表现。不同基因突变可能具有某些特征性临床表现。例如,*BMPR2* 基因突变导致患者更早起病、临床表型更重,预后更差。*EIF2AK4* 双等位基因突变患者肺部影像学表现为纵隔淋巴结增大、小叶间隔增厚、双肺多发磨玻璃影,患者对靶向药物反应迥异。*TBX4* 突变 PAH 患者具有独特的影像学表现,尤其是儿童 PAH 患者出现肺发育异常,可表现为肺静脉闭塞性疾病和一系列肺间质样改变。

　　鉴于部分 IPAH 患者有遗传背景,且某些基因突变与预后及药物治疗相关,建议对 PAH 患者进行基因检测。此外,遗传学诊断有助于明确 PAH 家系成员是否携带致病基因及其临床意义,并对早期无症状基因携带者进行密切随访。

【病例点评】

　　诊治亮点:本例患者的诊治严格遵循指南,从病因筛查、遗传学评估、疾病严重程度评价,到规律随访并调整治疗方案,符合可遗传性肺动脉高压的诊疗规范,可圈可点,堪称教科书式的典型病例,值得学习。

　　循证和个体化:临床考虑 HPAH 患者,同样需要用右心导管检查明确血流动力学特征。病情评估为中危,给予联合靶向药物治疗。患者血红蛋白、铁代谢、肝功能基本在正常范围,血压正常偏低,结合患者当地医保政策及靶向药物可能出现的不良反应,本例患者选择马昔腾坦 + 他达拉非联合靶向药物治疗;后续随访时患者仍未达标,又升级治疗为三联靶向药物，充分彰显了循证与个体化的完美结合。除此以外，在病史问询时也应详细记录家族史，以进一步揭示遗传背景情况。

经验和不足：PAH 的诊断和治疗领域一直在不断进步，包括更加准确、无创的诊断技术及更加个性化的治疗策略。比如心脏磁共振成像可以更清晰地观察右心形态变化，并对右心功能评估得更加细致与精准。本例患者可以利用心脏磁共振对其右心功能进行评价，并在日后随访中复查此无创的方法，评估患者的右心恢复情况。

最新进展：本例患者存在 *BMPR2* 基因突变，最近的研究表明针对该基因突变的个性化药物治疗正面临一些有希望的发展。例如针对 TGF-β 信号通路的靶向药物（如 sotatercept）可能成为 IPAH/HPAH 患者治疗的新方向，但仍需要进一步的研究和临床试验来验证和完善其安全性及有效性。

（曾绮娴）

参 考 文 献

[1] 中华医学会呼吸病学分会肺栓塞与肺血管病学组. 中国肺动脉高压诊断与治疗指南 (2021 版). 中华医学杂志 , 2021,101(1):11-51.

[2] Humbert M, Kovacs G, Hoeper MM, et al. 2022 ESC/ERS Guidelines for the diagnosis and treatment of pulmonary hypertension. Eur Heart J, 2022, 43(38): 3618-3731.

[3] Morrell NW, Aldred MA, Chung WK, et al. Genetics and genomics of pulmonary arterial hypertension. Eur Respir J, 2019,53(1):1801899.

[4] Southgate L, Machado RD, Gräf S, et al. Molecular genetic framework underlying pulmonary arterial hypertension. Nat Rev Cardiol, 2020,17(2): 85-95.

[5] Liu D, Liu QQ, Eyries M, et al. Molecular genetics and clinical features of Chinese idiopathic and heritable pulmonary arterial hypertension patients. Eur Respir J,2012,39(3): 597-603.

[6] Vonk Noordegraaf A, Chin KM, Haddad F, et al. Pathophysiology of the right ventricle and of the pulmonary circulation in pulmonary hypertension: an update. Eur Respir J,2019,53(1):1801900.

[7] Humbert M, Guignabert C, Bonnet S, et al. Pathology and pathobiology of pulmonary hypertension: state of the art and research perspectives. Eur Respir J, 2019, 53(1):1801887.

[8] Huertas A, Guignabert C, Barberà JA, et al. Pulmonary vascular endothelium: the orchestra conductor in respiratory diseases: Highlights from basic research to therapy. Eur Respir J, 2018, 51(1):1700745.

[9] Evans JD, Girerd B, Montani D, et al. BMPR2 mutations and survival in pulmonary arterial hypertension: an individual participant data meta-analysis. Lancet Respir Med,2016,4(2): 129-137.

[10] Badesch DB, Raskob GE, Elliott CG,et al. Pulmonary arterial hypertension: baseline characteristics from the REVEAL Registry. Chest,2010,137(2): 376-387.

[11] Barst RJ, Chung L, Zamanian RT, et al. Functional class improvement and 3-year survival outcomes in patients with pulmonary arterial hypertension in the REVEAL Registry. Chest,2013,144(1): 160-168.

[12] Trip P, Nossent EJ, De man FS, et al. Severely reduced diffusion capacity in idiopathic pulmonary arterial hypertension: patient characteristics and treatment responses. Eur Respir J, 2013, 42(6): 1575-1585.

[13] Zhao QH, Zhang R, Shi JY, et al. Imaging features in BMPR2 mutation-associated pulmonary arterial hypertension. Radiology,2023,307(5): e222488.

[14] Wang XJ, Xu XQ, Sun K, et al. Association of rare PTGIS variants with susceptibility and pulmonary vascular response in patients with idiopathic pulmonary arterial hypertension. JAMA Cardiol, 2020, 5(6): 677-684.

[15] D'Alonzo GE, Barst RJ, Ayres SM, et al. Survival in patients with primary pulmonary hypertension. Results from a national prospective registry. Ann Intern Med, 1991,115(5): 343-349.

[16] Zhang R, Dai LZ, Xie WP, et al. Survival of Chinese patients with pulmonary arterial hypertension in the modern treatment era. Chest,2011, 140(2): 301-309.

病例 3. 遗传性出血性毛细血管扩张症相关性肺动脉高压

病例 3-1

【病史简介】

患者女，36岁。主因"活动后胸痛憋气20年，加重1个月"于2012年5月25日入院。

现病史：患者20年前在剧烈活动中出现胸痛、憋气、心悸、头晕，休息5分钟后可缓解，自述曾多次行心电图检查未见明显异常。1个月前患者自觉上述症状加重，爬1层楼即出现胸痛、憋气、心悸、头晕。至当地医院就诊，查心脏彩超示右心室舒张末期前后径40mm，左室射血分数61%，肺动脉收缩压63mmHg，心包腔微量积液。为进一步诊治，收入本院。发病以来，患者无雷诺现象、口干眼干、鼻出血、咯血、晕厥。饮食、睡眠正常，大小便正常。

既往史：2007年行胆囊切除术。2011年6月行人工授精，2012年2月28日行剖宫产。

个人史：无过敏史，无特殊物质接触史。足月顺产儿，婴幼儿期无特殊。无吸烟、饮酒史。无鼻出血病史。

家族史：父母体健，2兄1弟体健。

【体格检查】

体温36.2℃，脉搏86次/分，呼吸16次/分，血压100/70mmHg。发育正常，神清语利，查体合作。眼睑无水肿，球结膜无水肿，巩膜无黄染，瞳孔等大等圆。无口唇发绀。甲状腺无肿大，无颈静脉怒张，无颈部血管杂音。双肺呼吸音清晰，未闻及两肺啰音。心前区无隆起，心尖搏动位于第5肋间左锁骨中线内侧0.5cm，强度及范围无明显异常，未触及震颤，心脏浊音界正常。心律齐，心率86次/分，无心包摩擦音。心音正常，P_2亢进，未闻及心脏杂音。腹平软，无压痛、反跳痛，肠鸣音4次/分，肝脾未触及，肝颈静脉回流征阴性。双下肢无水肿，无毛细血管扩张表现。

【辅助检查】

1. 血常规：白细胞$3.8×10^9$/L，中性粒细胞$1.8×10^9$/L，血红蛋白104g/L，血小板$267×10^9$/L。

2. 凝血：凝血酶原时间12.4秒，活化部分凝血酶时间38秒，D-二聚体0.39μg/ml，纤维蛋白原降解产物0.76μg/ml。

3. 血生化：白蛋白31.6g/L，丙氨酸转氨酶12U/L，天冬氨酸转氨酶8U/L，总胆红素7.7μmol/L，直接胆红素1.7μmol/L，血糖4.88mmol/L，肌酐51.61μmol/L，尿素氮 4.81mmol/L，尿酸 266.92μmol/L，三酰甘油 1.48mmol/L，总胆固醇 2.94mmol/L，高密度脂蛋白胆固醇 1.23mmol/L，低密度脂蛋白胆固醇 1.2mmol/L。

4. 自身免疫无异常。

5. NT-proBNP 1215.3pg/ml。

6. 6 分钟步行试验 504m。

7. 动脉血气分析：pH 7.399，$PaCO_2$ 38.6mmHg，PaO_2 78.1mmHg，SaO_2 95.6%。

8. 心电图：窦性心律，电轴明显右偏（图 3-1）。

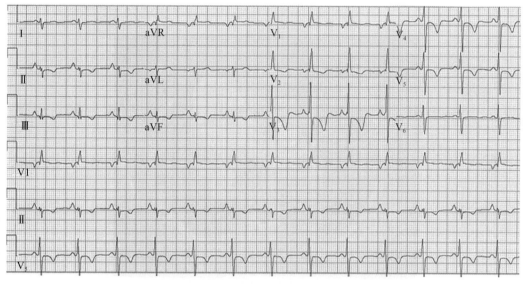

图 3-1　心电图：电轴右偏、P 波高尖，提示右心负荷过重

9. X 线胸片：双肺门动脉增宽；主动脉结偏宽，肺动脉段凸出，心室大，心胸比 0.58（图 3-2）。

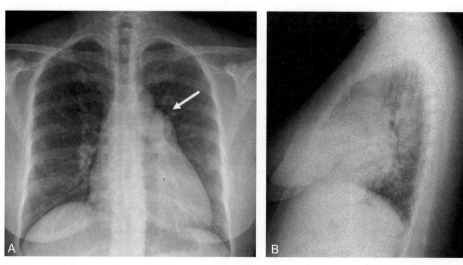

图 3-2　X 线胸片：双肺门动脉增宽；主动脉结偏宽，肺动脉段凸出（箭头），心室大（A、B）

10. 超声心动图：左心房前后径 36mm，左心室舒张末期前后径 40mm，LVEF 68%；右心室前后径 30mm。室间隔左移，左心室呈"D"形。肺动脉明显扩张，腔内未见明显异常回声。三尖瓣环扩张，致瓣叶对合欠佳。左心室后壁及心尖部心包腔内探及 4mm 液性暗区。三尖瓣中大量高速反流，估测肺动脉收缩压 106mmHg。

11. 肺动脉 CTA：肺动脉内径 50mm（升主动脉 33mm），两侧段以上肺动脉显影好，管壁无增厚，管腔内未见充盈缺损影。右房室增大、室壁厚。未见明确心内外分流征象。胸主动脉显影好，管壁无增厚，管径正常。两肺灌注不均匀，未见渗出实变影（图 3-3）。

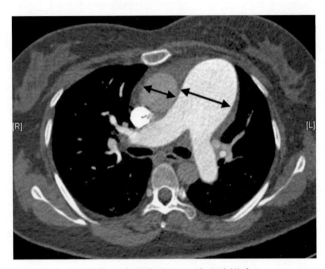

图 3-3　肺动脉 CTA：肺动脉增宽

12. 核素肺灌注扫描：双肺放射性分布不均匀，可见斑片状放射性稀疏缺损区，未见肺段性放射性稀疏、缺损。双肺血流灌注受损，符合肺动脉高压表现。

13. 右心导管检查：导管径路未见异常。血氧分析提示血氧饱和度未见异常，无异常分流。压力测定：右心房压 3/5/2mmHg；右心室压 87/0/6mmHg；肺动脉压 87/37/58mmHg；PAWP 12/14/11mmHg；CI 2.68L/（min·m²）；肺血管阻力（PVR）11.4WU；肺循环血流量（Qp）4.85L/min，体循环血流量（Qs）4.11L/min，Qp/Qs=1.18；急性血管反应性试验阴性。

14. 肺功能检查：FEV_1 占预计值 79.1%，FVC 占预计值 90.5%，FEV_1/FVC 占预计值 86.3%。DLCO 占预计值 55.4%。提示通气功能未见异常，弥散功能中度下降。

15. 心肺运动试验：心电图运动试验阴性；中度运动受限，Peak VO_2 11.65ml/（min·kg）（达预计值 40%）。

【首次诊断】

①特发性肺动脉高压。②慢性肺源性心脏病：心脏扩大，心功能Ⅲ级。③胆囊切除术后。④轻度贫血。

【诊治经过】

患者为中青年女性，因活动后胸痛憋气 20 年、加重 1 个月入院。症状、体征以及心电图、X 线胸片、超声心动图等检查提示患肺动脉高压可能性大。超声心动图主要提示右心功能减低，没有明显能够导致肺动脉高压的左心疾病，可以排除左心疾病（第二大类）相关肺动脉高压。患者无肺部疾病的表现和相关病史，动脉血气分析和肺 CT 结果基本正常，可以排除低氧或肺部疾病（第三大类）相关肺动脉高压。患者无肺栓塞和肺血管狭窄相关病史，肺通气 / 灌注显像无不匹配性灌注缺损，可以排除肺动脉阻塞疾病（第四大类）相关肺动脉高压。

为明确肺动脉高压诊断及血流动力学分型，患者接受了右心导管检查。结果示肺动脉平均压 58mmHg，PAWP 11mmHg，PVR 11.4WU，符合毛细血管前性肺动脉高压，PAH（第一大类）可能性大。由于患者的先天性心脏病、药物 / 毒物、结缔组织疾病、门静脉高压、HIV 等各项 PAH 病因检查均无异常，患者最终诊断为"特发性肺动脉高压"，予以安立生坦靶向药物治疗，建议定期随访。患者于 2016 年 7 月病情较前加重，评估 WHO 功能分级 Ⅲ 级，NT-proBNP 144.5pg/ml，6 分钟步行试验 423m，为中低危，序贯联合西地那非治疗，病情较前好转，WHO 功能分级 Ⅱ 级。2018 年开始出现鼻出血，每周 2 ～ 3 次，停用华法林。

2021 年 10 月患者因病情加重再次来院，此次住院检查：WHO 功能分级 Ⅲ 级，NT-proBNP 1662pg/ml，无法完成 6 分钟步行距离测试，考虑患者为高危状态，因此开始启动马昔腾坦 + 利奥西呱 + 曲前列尼尔的三联靶向药物治疗。结合患者反复鼻出血情况加重，肺部 CT 可见可疑肺动静脉畸形，遂完善右心声学造影示：右心声学造影阳性，左心声学微泡考虑来源于肺动静脉水平。临床疑诊为"遗传性出血性毛细血管扩张症"。行腹部增强 CT 显示：肝内多发类圆形低密度灶，肝实质强化不均匀，可见弥漫斑片状异常强化灶，可疑肝动静脉瘘（图 3-4）。

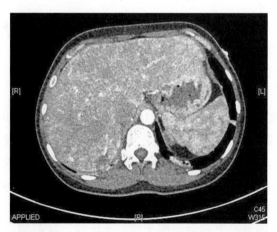

图 3-4　腹部增强 CT：肝内多发类圆形低密度灶，肝实质强化不均匀

完善基因检测提示 *ACVRL1* 基因突变（图 3-5）。最终更正诊断为"遗传性毛细血管扩张症，可遗传性肺动脉高压"，予以 PAH 三联靶向治疗和 HHT 相关支持治疗，

并进行规律复查至今。

结果解读　　检测到可以解释患者表型的临床意义未明变异

基因	染色体位置	基因变异信息	gnomAD MAF	ACMG变异评级	疾病名称	遗传模式	合子类型 (alt/all) 先证者
ACVRL1	Chr12: 51915270	NM_000020.3:exon7: c.818T>C (p.Leu273Pro)	--	VUS	遗传性毛细血管扩张2型【MIM:600376】	AD	杂合 (53/122)

图 3-5　基因检测结果

病例 3-2

【病史简介】

患者女，31 岁。主因"活动后胸闷，气短 1 年余"于 2023 年 9 月 11 日入院。

现病史：1 年前患者无明显诱因出现活动后胸闷、气喘，伴晕倒一次，无咯血、胸痛、双下肢水肿，当地医院查心脏彩超左心房前后径 32mm，左心室舒张末期前后径 36mm，右心室舒张末期前后径 32mm，LVEF 74%，估测肺动脉收缩压 78mmHg。CT：考虑肝弥漫混合型动静脉瘘？肺动脉高压可能。左肺上叶下舌段结节条状影，考虑动静脉畸形？左肺动脉主干局部狭窄后膨大？基因检测示：ACVRL1 基因上检出与受检者表型相关的 1 个疑似致病变异。诊断：肺动脉高压（中危），HHT 肺动静脉瘘肝弥漫混合型动静脉瘘，颅内动静脉瘘介入治疗术后。于 2022 年 7 月 27 日行肺动静脉瘘封堵，术后规律服用安立生坦＋西地那非。现患者为进一步诊治入院。

既往史：既往体健。

个人史：无过敏史，无特殊物质接触史。足月顺产儿，婴幼儿期无特殊。无吸烟、饮酒史。无鼻出血病史。

家族史：母亲患遗传性出血性毛细血管扩张症。

【体格检查】

体温 36.3℃，脉搏 80 次 / 分，呼吸 18 次 / 分，血压 95/62mmHg。发育正常，神清语利，查体合作。眼睑无水肿，球结膜无水肿，巩膜无黄染，瞳孔等大等圆。无口唇发绀。甲状腺无肿大，无颈静脉怒张，无颈部血管杂音。双肺呼吸音清晰，未闻及两肺啰音。心前区无隆起，心尖搏动位于第 5 肋间左锁骨中线内侧 0.5cm，强度及范围无明显异常，未触及震颤，心脏浊音界正常。心律齐，心率 80 次 / 分，无心包摩擦音。心音正常，P_2 亢进，未闻及心脏杂音。腹平软，无压痛、反跳痛，肠鸣音 4 次 / 分，肝脾未触及，肝颈静脉回流征阴性。双下肢无水肿，无毛细血管扩张表现。

【辅助检查】

1. 血常规：白细胞 5.58×10^9/L，中性粒细胞 2.63×10^9/L，血红蛋白 121g/L，血

小板 128×10^9/L。

2. 凝血：凝血酶原时间 15.3 秒，活化部分凝血酶时间 42.5 秒，D- 二聚体 0.31μg/ml，纤维蛋白原降解产物 2.5μg/ml。

3. 血生化：白蛋白 41.8g/L，丙氨酸转氨酶 15U/L，天冬氨酸转氨酶 37U/L，总胆红素 39.89μmol/L，直接胆红素 17.64μmol/L，血糖 4.44mmol/L，肌酐 42.6μmol/L，尿素氮 4.89mmol/L，尿酸 289.76μmol/L，三酰甘油 0.46mmol/L，总胆固醇 3.78mmol/L，高密度脂蛋白胆固醇 2.26mmol/L，低密度脂蛋白胆固醇 1.51mmol/L。

4. 血氨 67.3μmol/L。

5. 自身免疫无异常。

6. NT-proBNP 513pg/ml。

7. 6 分钟步行试验 618m。

8. 动脉血气分析：pH 7.435，$PaCO_2$ 32.8mmHg，PaO_2 95.7mmHg，血氧饱和度 96.5%。

9. 心电图：窦性心律，ST-T 改变（图 3-6）。

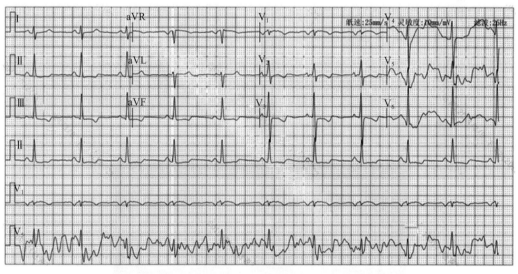

图 3-6 心电图：窦性心律，ST-T 改变

10. X 线胸片：双肺门动脉扩张，外周肺纹理相对纤细，左肺野内致密影，主动脉结不宽，肺动脉段轻凸，右心增大，心胸比 0.54（图 3-7）。

11. 超声心动图：左心房前后径 30mm，左心室舒张末期前后径 45mm，左室射血分数 60%；右心室前后径 28mm；三尖瓣环收缩期位移 23mm。室间隔及左心室壁各节段厚度正常，运动欠协调，收缩幅度正常。三尖瓣关闭欠佳。大动脉关系正常，肺动脉增宽。三尖瓣少量偏多反流，估测肺动脉收缩压 66mmHg。

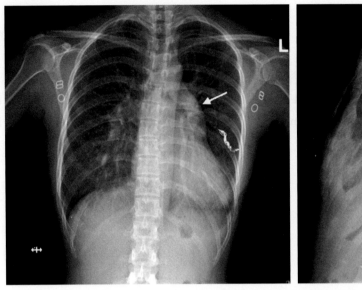
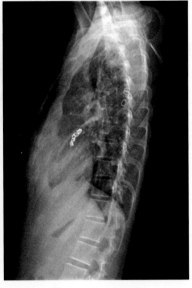

图 3-7　X 线胸片：双肺门动脉扩张，主动脉结不宽，肺动脉段轻凸，右心增大

12. 肺动脉 CTA：肺动脉充盈显示良好，主肺动脉扩张（最宽处径约 39mm，同水平升主动脉 24mm），各段及段以上肺动脉内均未见明确充盈缺损征象；左肺上叶舌段、右肺上叶及两肺下叶外带胸膜下可疑细小肺动静脉交通，左肺上叶舌段可见封堵器影；肺内少许索条，双肺尖胸膜改变；肺内多个微结节、小结节及小结片。

13. 腹部增强 CT：肝动脉、门静脉普遍纡曲扩张，动脉期肝静脉提前显影、纡曲杂乱，肝内类圆形低密度灶（图 3-8）。

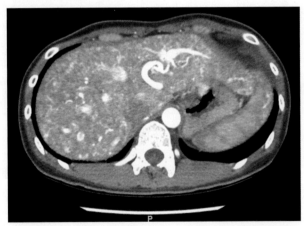

图 3-8　腹部增强 CT：肝动脉、门静脉普遍纡曲扩张，动脉期肝静脉提前显影、纡曲杂乱，肝内类圆形低密度灶

14. 核素肺灌注扫描：双肺血流灌注不均匀受损，符合肺动脉高压改变；未见右向左分流。

15. 右心导管检查：导管径路未见异常。右心房压 12/9/8mmHg；右心室压

92/-4/13mmHg；肺动脉压 92/30/50mmHg；肺动脉楔压 16/16/15mmHg；心脏指数 6.11L/（min·m²）；全肺阻力 5.1WU；肺血管阻力 3.57WU；Qp 9.81L/min，Qs 8.31L/min，Qp/Qs=1.18；急性血管反应性试验阴性。

16. 肺功能检查：FEV_1 占预计值 62%，FVC 占预计值 68%，FEV_1/FVC 占预计值 95%。DLCO 占预计值 38%。提示轻度限制性通气功能障碍，弥散功能重度障碍。

17. 心肺运动试验：心电图运动试验阴性；中度运动受限，Peak VO_2 20.6ml/（min·kg）（达预计值 53%）。

18. 呼吸睡眠监测：呼吸暂停 / 低通气指数 0.5 次 / 小时，夜间最低血氧饱和度 90%。不符合阻塞性睡眠呼吸暂停。

【诊断】

①肺动脉高压。②遗传性出血性毛细血管扩张症；肝动静脉瘘，经皮肝动静脉瘘封堵术后；肺动静脉瘘，经皮肺动静脉瘘栓塞术后；脑动静脉瘘，脑动静脉瘘栓塞术后？③慢性肺源性心脏病；心脏扩大；心功能Ⅱ级。④乙型慢性病毒性肝炎。

【诊治经过】

患者为青年女性，活动后胸闷，气短 1 年余入院。辅助检查提示 NT-proBNP、总胆红素、直接胆红素、血氨升高。X 线胸片结果提示右心增大、肺动脉扩张，超声心动图提示右心、左心房增大，估测肺动脉收缩压 66mmHg，初步提示患者患肺动脉高压可能性大。根据症状、体征，以及心电图、X 线胸片、超声心动图、CT 等检查，初步排除了左心疾病（第二大类）和低氧或肺部疾病（第三大类）相关肺动脉高压。患者无肺栓塞病史，血气分析、肺功能检查及肺灌注显像的结果排除了肺动脉阻塞性疾病（第四大类）相关肺动脉高压。

为明确肺动脉高压诊断及血流动力学分型，患者接受了右心导管检查。结果示 mPAP 50mmHg，PAWP 15mmHg，PVR 3.57WU，CI 6.11L/（min·m²），符合毛细血管前性肺动脉高压，同时合并高心排血量状态。

结合患者的病史及右心导管检查，患者高度可能患有 HHT：①患者有多发的肝、肺、颅内动静脉瘘病史。②患者的母亲有 HHT 病史。根据 2020 年国际遗传性出血性毛细血管扩张症（HHT）指南诊断标准，患者符合其中的两项，可以疑诊为 HHT。且患者被检出在 ACVRL1 基因上存在与受检者表型相关的 1 个疑似致病变异。HHT 相关肺动脉高压较罕见，临床上根据病理生理及血流动力学分为 HHT 相关高心排血量 PH 和 HHT 相关 PAH 两种类型。本例患者属于 HHT 高心排血量 PH，但患者同时也合并肺小动脉的病变，表现为 PVR 升高和毛细血管前性肺动脉高压。最终患者诊断为"遗传性出血性毛细血管扩张症，肺动脉高压"。根据患者的各项检查结果，予以利尿、氧疗、降血氨等对症治疗。评估患者 PAH 危险分层为中低危，给予马昔腾坦靶向药物治疗。

【疾病介绍】

遗传性出血性毛细血管扩张症（HHT）是一种罕见的常染色体显性遗传疾病，估计发病率为每 10 000 人中有 1 ～ 2 例。HHT 的症状表现出与年龄相关的外显率，患者会逐渐出现反复的自发性鼻出血、皮肤黏膜毛细血管扩张和内脏器官动静脉畸形等典型症状。血管扩张、畸形的后遗症包括严重出血、症状性缺铁性贫血及出血性和（或）缺血性脑卒中。目前对 HHT 的诊断主要遵循 2020 年国际 HHT 指南诊断标准。①鼻出血：为反复、自发性；②毛细血管扩张：多发性，特征部位位于唇、舌、口腔、手指和鼻部；③内脏动静脉畸形：常位于胃肠道、肺、肝、脑和脊柱等处；④家族史：根据上述诊断，患者一级亲属中，至少有 1 位被诊断为 HHT。以上 4 项中，符合 3 项即可确诊 HHT，符合 2 项则疑诊为 HHT，如少于 2 项则诊断可能性不大。目前发现 ENG 基因和 ALK1 基因是遗传性出血性毛细血管扩张症最为重要的致病基因，对可疑 HHT 患者及其亲属建议行基因检测。

肺动脉高压最初于 1969 年在 HHT 患者中被描述，并逐渐被认为是 HHT 的一种临床并发症，估计发病率为 8%～40%。HHT 相关肺动脉高压在临床上根据病理生理及血流动力学分为 HHT 相关高心排血量 PH 和 HHT 相关 PAH 两种类型。前者在临床相对多见，表现为高心排血量而肺血管阻力不高，是继发于肝/门静脉分流的高动力循环状态，最终会进展为高输出性心力衰竭，并伴有持续的外周组织低氧血症。后者表现为动脉型肺动脉高压，肺动脉压升高，左心房压正常，心排血量正常或减低同时伴有 PVR 显著升高，通常为肺小动脉病变引起肺血管阻力升高。与 IPAH 相比，HHT 相关性 PAH 患者的预后更差，尽管两者的右心导管检查结果相似。

在治疗方面，所有 HHT 患者都应接受缺铁性贫血评估，因为随后的低血黏度和代谢需求增加会加重心力衰竭的发展。患者可以口服或静脉补充铁剂进行治疗。贝伐珠单抗是一种血管内皮生长因子 a 的抗血管生成抑制剂，多个非对照系列研究表明静脉注射贝伐珠单抗可减少鼻出血、改善贫血、减少输血需求或改善生活质量。目前贝伐珠单抗已成功用于改善 HHT 患者的鼻出血和消化道出血症状。HHT 相关肺动脉高压的两种类型治疗方向不同。对于高心排血量 PH，通过肝脏动静脉瘘栓塞治疗后，肺动脉高压可以得到改善。原位肝移植是根本性治疗方法。HHT 相关 PAH 患者在接受了标准的靶向药物治疗后临床症状、血流动力学参数和 6 分钟步行试验得到改善，尤其是肠外前列环素类药物的使用可能会提高这类患者的生存率并改善症状。

【病例点评】

本例患者初诊时被诊断为"特发性肺动脉高压"，在近 10 年的随访中，患者的鼻出血、动静脉畸形等特异性症状逐渐显现，最终诊断为"遗传性出血性毛细血管扩张症相关性肺动脉高压"。上述两个病例给我们以下几点启示：①肺动脉高压病因复杂，应当进行全面的查体、病史询问和相关检查以寻找病因，包括本例病例中 HHT 的口唇毛细血管扩张现象和鼻出血都需要详细的查体和病史询问才能得到线索。②建议特发性肺动脉高压患者完善基因检测，为少见病因提供线索。③特发性肺动脉高压为排除性诊断，尤其是病程较长的患者，在随访过程中需动态评估病情及新发的临床症状，及时修正诊断。④ HHT 相关肺动脉高压具有两种不同类型，须进行右心导管检查以明确肺动脉高压性质从而制订治疗策略。

（罗　勤　李思聪）

参 考 文 献

[1] Mathavan A, Mathavan A, Reddy R, et al. Pulmonary hypertension in hereditary hemorrhagic telangiectasia: A clinical review. Pulm Circ, 2023, 13(4): e12301.

[2] Faughnan M E, Mager J J, Hetts S W, et al. Second international guidelines for the diagnosis and management of hereditary hemorrhagic telangiectasia. Ann Intern Med, 2020, 173(12): 989-1001.

[3] Girerd B, Montani D, Coulet F, et al. Clinical outcomes of pulmonary arterial hypertension in patients carrying an ACVRL1 (ALK1) mutation. Am J Respir Crit Care Med, 2010, 181(8): 851-861.

[4] Al-Samkari H, Kritharis A, Rodriguez-Lopez J M, et al. Systemic bevacizumab for the treatment of chronic bleeding in hereditary haemorrhagic telangiectasia. J Intern Med, 2019, 285(2): 223-231.

[5] Jamindar P, Pope M, Gossage J. Long term survival of heritable pulmonary arterial hypertension associated with hereditary hemorrhagic telangiectasia: A case series. J Clin Med, 2023, 13(1): 141.

病例 4. 急性血管反应性试验阳性的肺动脉高压

病例 4-1

【病史简介】

患者男，41 岁。于 2021 年 10 月 20 日门诊入院。

主诉：胸闷、气短 1 月余。

现病史：患者于 1 个月前开始出现胸闷、气短，出现于轻度活动时，不伴胸痛、头晕、黑矇、晕厥、头痛等不适，休息 5 分钟左右可缓解。既往无下肢水肿、静脉曲张、关节肿痛、皮疹红斑、口腔溃疡、脱发、雷诺现象、口干、眼干、猖獗龋等，否认发病前特殊药物服用史。就诊于门诊，超声心动图检查提示：LV 43mm，RV 34mm，估测肺动脉收缩压 56mmHg，结果提示右心增大，肺动脉高压，右心功能减低。现患者为求进一步诊治入院。自发病以来，患者精神、饮食、睡眠尚可，大小便未见明显异常，体重无明显变化。

既往史：既往体健。

个人史：无吸烟、饮酒史。

婚育史：已婚已育，配偶及子女身体健康。

家族史：无特殊。

【体格检查】

体温 36.2℃；血压 130/89mmHg；脉搏 68 次 / 分；呼吸 18 次 / 分。心音可，心律齐，无心脏杂音，无心包摩擦音。双肺未闻及干、湿啰音。腹软，肝脾未触及。四肢无水肿，无杵状指。

【辅助检查】

1. 血常规：白细胞总数 8.17×10^9/L，红细胞总数 5.44×10^{12}/L，血红蛋白浓度 175g/L，血小板总数 177×10^9/L，其余无异常。

2. 血生化：丙氨酸转氨酶 27U/L，天冬氨酸转氨酶 27U/L，总胆红素 39.17μmol/L，尿酸 612.22μmol/L，肌酐 117.43μmol/L，余肝、肾功能均正常。

3. NT-proBNP 794pg/ml。

4. 动脉血气：pH 7.440，$PaCO_2$ 32.7mmHg，PaO_2 59.8mmHg，SaO_2 87.8%。

5. 凝血功能、尿常规、肿瘤标志物、红细胞沉降率、铁代谢、甲状腺功能、抗 GBM 抗体、抗磷脂抗体谱未见明显异常。

6. 心电图：窦性心律，电轴右偏，ST-T 改变（图 4-1）。

7. X 线胸片：双肺门动脉扩张，外周肺纹理相对纤细；主动脉结不宽；肺动脉段饱满；心脏各房室不大；心胸比 0.47（图 4-2）。

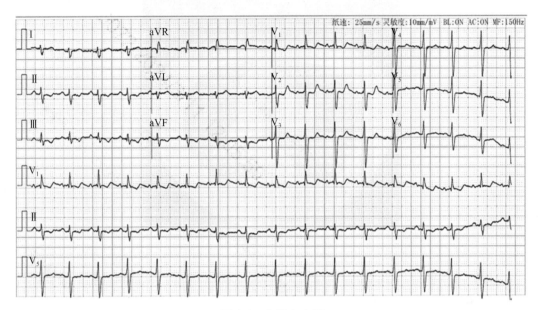

图 4-1　入院心电图

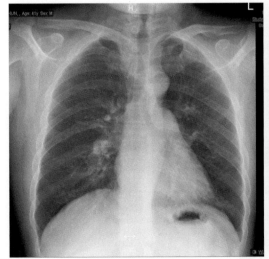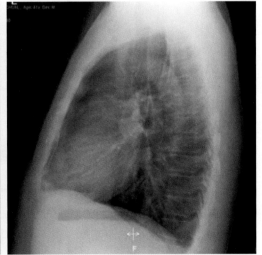

图 4-2　入院 X 线胸片

8. 肺部 CT：双肺未见渗出及占位；右心室增大，肺动脉增宽（图 4-3）。

9. 超声心动图：左心房前后径 38mm，左心室舒张末期前后径 43mm，左室射血分数 68%，右心室前后径 34mm，三尖瓣反流速度 3.4m/s，估测肺动脉收缩压 > 56mmHg。超声检查结果提示：肺动脉高压，右心扩大，右心功能减低。

10. 心肺运动试验：通气功能大致正常，弥散功能中度障碍。心电图运动试验阴性。重度运动受限，峰值摄氧量（Peak VO$_2$）11.5ml/（min·kg），达预计值 37%。

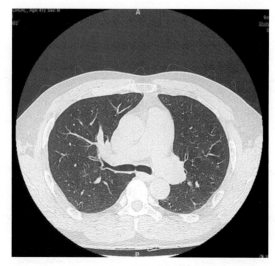

图 4-3　入院肺部 CT

11.肺灌注显像：双肺放射性分布欠均匀，双肺未见肺段性放射性稀疏或缺损区（图 4-4）。

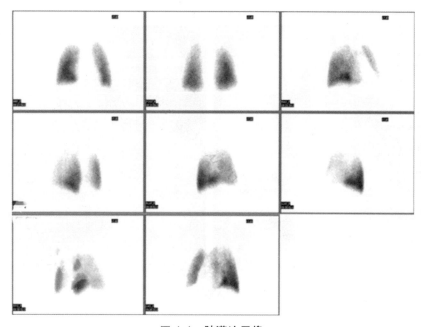

图 4-4　肺灌注显像

12.腹部超声：无明显异常。

13.下肢深静脉超声：双侧大隐静脉曲张，左侧为著，双侧下肢深静脉无明显异常。

14.睡眠监测：轻度阻塞性睡眠呼吸暂停。

15.右心导管与肺动脉造影：①导管路径未见异常。②血氧分析，右心腔各部位血氧饱和度未见明显差异。肺循环血流量（Qp）/体循环血流量（Qs）为 0.93，股动脉血氧饱和度 93.1%。③压力测定：右心房压 12/10/9mmHg，右心室压 66/10/13mmHg，肺动脉压 69/27/44mmHg，PAWP 11/10/9mmHg，肺血管阻力 10.09WU，心脏指数 1.76L/（min·m²），用药后肺动脉压力 35/33/33mmHg，肺血管阻力 5.13WU，心脏指数 2.53L/（min·m²）。导管结果提示急性血管反应性试验阳性。

【诊疗经过】

患者为中年女性，慢性病程，活动后胸闷、气短 1 个月。就诊于门诊，超声心动图估测肺动脉收缩压 56mmHg。患者入院后查体，神志清楚，双肺呼吸音清，未闻及干、湿啰音，心律齐，未闻及心脏杂音。超声心动图提示右心扩大，右心功能减低，超声估测肺动脉收缩压 > 56mmHg。入院诊断：①肺动脉高压；②心脏扩大，心功能 Ⅱ 级（WHO 功能分级）；③高血压 3 级（极高危）。

据指南推荐的肺动脉高压诊断临床路径，需进一步排除肺动脉高压继发性原因，由于左心疾病（第二大类）和肺部疾病和（或）缺氧（第三大类）是肺动脉高压最常见的原因，需要首先进行评估，其次要排除肺动脉阻塞疾病（第四大类）。由于本例患者超声心动图未见明确左心疾病，故初步排除第二大类左心疾病所致肺动脉高压。行血气分析、肺功能、肺 CT、核素肺灌注扫描等检查继续评估第三大类、第四大类肺动脉高压可能。血氧饱和度正常；通气功能大致正常，肺弥散功能中度障碍；肺 CT 提示双肺未见渗出及占位，右心室增大，肺动脉增宽；肺灌注显像提示双肺野内放射性分布欠均匀，但未见明确的异常放射性减低及缺损区。结合上述检查结果，排除第三、第四大类肺动脉高压可能。

为明确患者肺动脉高压的血流动力学分型，进一步完善右心导管检查，提示 mPAP 44mmHg，PVR 10.09WU，吸入伊洛前列素后 mPAP 下降 > 10mmHg 且绝对值 < 40mmHg，心排血量没有降低，为急性血管反应性试验阳性。结合现有病史及检查结果，可诊断第一大类 PAH 中对钙通道阻滞剂（CCB）长期有效的肺动脉高压。明确诊断后，给予患者苯磺酸氨氯地平 2.5mg 每日 1 次口服起始治疗。

出院后，患者继续应用氨氯地平。2022 年 2 月，患者因气短加重入院。WHO 功能分级：心功能 Ⅲ 级。NT-proBNP 4671.0pg/ml，血氧饱和度 93.8%。超声估测肺动脉收缩压 98mmHg。6 分钟步行试验 405m。复查右心导管，右心房压 7/6/4mmHg，右心室压 103/2/18mmHg，肺动脉压 88/44/57mmHg，PAWP 14/8/7mmHg，肺血管阻力 10.99WU，心脏指数 2.41L/（min·m²），用药后肺动脉压 81/41/56mmHg，肺血管阻力 10.06WU，心脏指数 2.49L/（min·m²）。患者经 CCB 治疗后 4 月余，心力衰竭加重，综合评估患者危险分层为中危，血流动力学未见明显改善，考虑急性血管反应性试验阴性，遂停用氨氯地平，改为马昔腾坦 + 利奥西呱双联治疗，症状缓解，定期复查，至今维持在低危状态。

病例 4-2

【病史简介】

患者女，20 岁。2016 年 7 月 19 日由门诊入院。

主诉：反复活动后晕厥 8 年余。

现病史：患者 8 年前平步行走 500m 或上 2 层楼处出现心慌、气短，经休息后缓解。一次上体育课跑步时突然出现上述症状，随即晕倒，无明显头痛、抽搐。10 分钟后意识恢复，活动自如。送当地医院就诊，行心电图、脑电图、心肌酶及电解质检查无异常。无咳嗽、咳痰，夜间可平卧睡眠。同年 8 月因晕厥发作曾就诊于儿童医院，行 24 小时动态心电图：窦房结内游走性心律，二度窦房传导阻滞，ST-T 改变，QT 间期及 QTc 间期延长，房性期前收缩。诊断：病态窦房结综合征，心肌炎？给予口服果糖二磷酸钠口服溶液（瑞安吉）10ml 每日 3 次，无明显改善。出院后行走 100m 即感气短，反复晕厥 4 次，均在活动后或起床时出现。同年 10 月再次就诊，心脏 MRI 显示：肺动脉高压改变，右心室收缩功能减低；性质待定。心脏超声：右心室前后径 30mm，肺动脉收缩压 115mmHg。动脉血气正常。心血池显像：左心室形态正常，整体收缩功能大致正常；右心室扩大，整体功能减低，其余未见异常。给予西地那非 25mg 每日 3 次治疗。出院后规律用药，症状未见明显改善，现为求进一步诊治收入院。发病以来，患者饮食睡眠尚可，无发热、咯血，大小便未见明显异常。

既往史：既往体健。

个人史：无吸烟、饮酒史。

婚育史：无特殊。

家族史：无特殊。

【体格检查】

体温 36.5℃，血压 108/80mmHg，脉搏 40 次/分，呼吸 18 次/分。心音可，心律齐，$P_2 = A_2$，无心包摩擦音。双肺未闻及干、湿啰音。腹软，肝脾未触及。四肢无水肿，无杵状指。

【辅助检查】

1. 血常规：白细胞总数 4.91×10^9/L，红细胞总数 4.53×10^{12}/L，血红蛋白浓度 120g/L，血小板总数 237×10^9/L，其余无异常。

2. NT-proBNP 1395pg/ml。

3. 血生化、尿常规、凝血功能、红细胞沉降率、铁代谢、甲状腺功能、肿瘤标志物、心肌酶、蛋白 C、蛋白 S 无异常。

4. 心电图：窦性心律不齐，电轴右偏，V_1 导联 R/S > 1，ST-T 改变（图 4-5）。

5. 动态心电图：窦性心律不齐，窦房结内游走节律，交界性逸搏及逸搏心律。

6. 超声心动图：左心房前后径 32mm，左心室舒张末期前后径 45mm，左室射血分数 67%，右心室前后径 30mm，三尖瓣反流速度 4.0m/s，估测肺动脉收缩压 74mmHg。超声检查结果提示重度肺动脉高压，右心扩大。

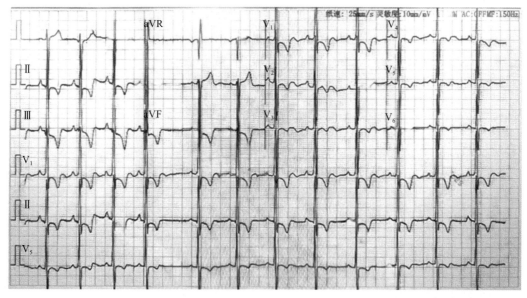

图 4-5　入院心电图

7. X线胸片：双肺门动脉扩张，外周肺纹理相对纤细；主动脉结不宽；肺动脉段轻凸；右心房室增大；心胸比 0.5（图 4-6）。

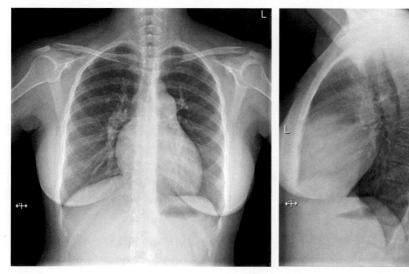
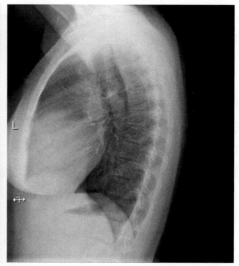

图 4-6　入院 X 线胸片

8. 肺部 CT：段以上肺动脉增强扫描未见明确肺栓塞征象。肺野清晰。肺动脉高压，性质待定（图 4-7）。

9. 心肺运动试验：通气功能大致正常，肺活量稍减少，肺弥散功能轻度障碍。心电图运动试验阴性。重度运动受限。峰值摄氧量（Peak VO$_2$）10.78ml/（min·kg），达预计值 32%。

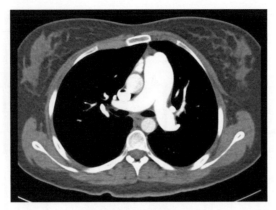

图 4-7　入院肺部 CT

10. 肺灌注显像：双肺血流灌注分布不均匀，未见成肺段性的放射性缺损区域。

11. 6 分钟步行试验 390m。

12. 睡眠监测无异常。

13. 右心导管及肺动脉造影：①导管路径未见异常。②血氧分析显示右心腔各部位血氧饱和度未见明显差异。Qp/Qs = 1.03，股动脉血氧饱和度 99.3%。③压力测定右心房压 3/1/1mmHg，右心室压 90/-3/4mmHg，肺动脉压力 94/29/49mmHg，PAWP 14/13/12mmHg，全肺阻力 11.72WU，用药后肺动脉压 62/15/33mmHg，全肺阻力 6.90WU。吸入伊洛前列素后肺动脉平均压下降 32.65%，全肺阻力下降 41%，且心排血量没有降低，为急性血管反应性试验阳性。

【诊治经过】

患者为青年女性，慢性病程，反复活动后晕厥 8 年余。就诊于外院，动态心电图疑诊病态窦房结综合征、心肌炎，给予心肌炎辅助治疗后无好转。出院后仍发生反复晕厥，外院 MRI 示肺动脉高压改变，超声估测肺动脉收缩压 115mmHg，给予西地那非 25mg 每日 3 次无明显改善。患者入院后查体，神志清楚，双肺呼吸音清晰，未闻及干、湿啰音，心律齐，肺动脉瓣第二心音亢进。超声心动图提示右心扩大，三尖瓣反流速度 4.0m/s；超声估测肺动脉收缩压 77mmHg。结合患者症状、体征、超声及 X 线胸片结果，提示肺动脉高压高度可能。

进一步排除肺动脉高压继发性原因。由于本例患者超声心动图未见明确左心疾病，故初步排除第二大类左心疾病所致肺动脉高压。行血气分析、心肺运动试验、肺 CT、核素肺灌注扫描、睡眠监测等检查，综合各项检查结果暂排除第三、第四大类肺动脉高压可能。

进一步完善右心导管检查，提示 mPAP 49mmHg，全肺阻力 11.72WU，吸入伊洛前列素后肺动脉平均压下降 32.65%，全肺阻力下降 41%，且心排血量未降低，为急性血管反应性试验阳性，给予苯磺酸氨氯地平 2.5mg 每日 1 次口服起始治疗。

出院后患者逐渐增加苯磺酸氨氯地平片至 27.5mg 每日 1 次，症状明显改善。2017 年 3 月复查：心功能 I 级（WHO 功能分级）。6 分钟步行试验 540m。超声提示 RV

27mm，LV 44mm，LVEF 70%。右心导管示肺动脉压 56/22/36mmHg，肺血管阻力 4.21WU，CI 4.04L/（min·m²），血流动力学较前明显改善，且长期维持在低危状态，继续服用 CCB，诊断为对 CCB 长期有效的 PAH。

【疾病介绍】

急性血管反应性试验是特发性肺动脉高压、可遗传性肺动脉高压及药物和毒物相关肺动脉高压患者首次进行右心导管检查时应当进行的诊断性操作。目的是筛选出对 CCB 治疗有效的 PAH 患者。其阳性标准：mPAP 下降至少 10mmHg，且绝对值降至 40mmHg 以下，心排血量升高或维持不变。在获取血流动力学基线数据后，给予急性血管反应性试验用药物，当用药剂量达到目标剂量或出现低血压、严重心动过缓、头晕、胸闷、四肢麻木等不良反应时终止试验，并复测肺动脉压、心排血量等血流动力学参数。急性血管反应性试验药物及用法如表 4-1 所示。未进行或急性血管反应性试验阴性的患者，禁用 CCB，否则可能出现低血压、晕厥、右心衰竭等。

表 4-1　急性血管反应性试验药物用法

药物	给药途径	半衰期	剂量	持续时间
一氧化氮	吸入	10～30 秒	10～20ppm	5～10 分钟
伊洛前列素*	吸入	5～25 分钟	20μg△	10～15 分钟
腺苷	静脉	5～10 秒	50～350μg/（kg·min）	每 2 分钟增加 50μg/（kg·min）

注：*. 吸入伊洛前列素推荐使用空气压缩式雾化器，保证雾化颗粒大小适合沉积于肺泡。△. 该剂量为伊洛前列素的肺泡型雾化器内剂量，对应口含器剂量为 5μg。不建议采用吸氧进行急性血管反应性试验。

急性血管反应性试验阳性患者常用的 CCB 包括地尔硫䓬、硝苯地平与氨氯地平等。临床路径指出，应用 CCB 的患者应每 3～6 个月进行评估，观察其安全性和有效性。如果患者服用最大耐受剂量 CCB，心功能Ⅰ/Ⅱ级（WHO 功能分级），BNP < 50ng/L 或 NT-proBNP < 300ng/L 伴血流动力学明显改善（即 mPAP < 30mmHg，PVR < 4WU），建议继续应用 CCB；如果病情改善，但未达到上述标准，应考虑合用靶向药物；如果病情恶化，心功能Ⅲ/Ⅳ级（WHO 功能分级），血流动力学无明显改善，则逐渐减停 CCB，根据危险分层给予靶向药物治疗。

【病例点评】

本部分介绍了两例情况不同的急性血管反应性试验阳性的肺动脉高压患者。急性血管反应性试验阳性的 PAH 是第一大类肺动脉高压中特殊的一类，该类患者可从长期大剂量 CCB 中获益，而无须依赖于靶向药物。病例 4-1 中的患者氨氯地平治疗 4 月余后心力衰竭加重，复查急性血管反应性试验转阴，因此停用 CCB，改用马昔腾坦 + 利奥西呱治疗，从而使得患者最大程度地获益。病例 4-2 中的患者在院内行右心导管检查发现急性血管反应性试验阳性后，使用氨氯地平降低肺动脉压，且多次复查右心导管均符合阳性标准，且功能状态与血流动力学参数有所改善，因此氨氯地平逐渐加量至 27.5mg qd 口服。

本部分体现了肺动脉高压患者个体化诊治与严格遵循诊疗流程的有机结合。这提示临床医师应当遵循标准的诊断与操作流程，正确识别出急性血管反应性试验阳性的PAH 患者，从而降低患者的经济负担、改善患者预后。

（罗　勤　高璐阳）

参 考 文 献

[1] 国家心血管病中心肺动脉高压专科联盟,国家心血管病专家委员会右心与肺血管病专业委员会.中国肺动脉高压诊治临床路径.中国循环杂志,2023,38(7):691-703.

[2] 国家心血管病中心肺动脉高压专科联盟,国家心血管病专家委员会右心与肺血管病专业委员会.肺血管病右心导管术操作指南.中国循环杂志,2022,37(12):1186-1194.

[3] Humbert M, Kovacs G, Hoeper MM, et al. 2022 ESC/ERS Guidelines for the diagnosis and treatment of pulmonary hypertension. Eur Heart J, 2022, 43(38):3618-3731.

[4] 胡恩慈,柳志红,何建国,等.特发性肺动脉高压患者急性肺血管反应试验的临床分析.中国循环杂志,2014,29(7):513-516.

病例 5. 药物相关性肺动脉高压

【病史简介】

患者男，38 岁。2021 年 8 月 2 日由门诊收入院。

主诉：间断性胸闷、气短 1.5 年。

现病史：患者于 1.5 年前出现胸闷、气短，活动时加重，无夜间阵发性呼吸困难，伴有咳嗽、咳白痰，无黄浓痰，无咯血，不伴胸痛、头晕、黑矇、头痛等不适，休息 10 分钟左右可缓解，自述曾晕厥一次，持续 2 ～ 3 分钟，未遗留肢体活动不灵。就诊于当地医院，行右心导管等检查，具体结果不详，诊断为"肺动脉高压"，给予安立生坦 5mg qd 口服治疗，胸闷、气短症状改善，但活动后仍有胸闷。无下肢水肿、静脉曲张、关节肿痛、皮疹红斑、口腔溃疡、脱发、雷诺现象、口干眼干、猖獗龋等。患者 10 年前于当地医院诊断为慢性粒细胞白血病，一直服用达沙替尼治疗。现为行进一步诊治入院。自发病以来，患者精神、饮食、睡眠尚可，大小便未见明显异常，体重无明显变化。

【体格检查】

体温 36.5℃，血压 126/83mmHg，心率 83 次 / 分，呼吸 16 次 / 分。身高 174cm，体重 87kg，BMI 28.74kg/m^2。心音可，心律齐，$P_2 > A_2$，无心包摩擦音。双肺未闻及干、湿啰音。腹软，肝脾未触及、肿块。四肢无水肿，无杵状指。

【辅助检查】

1. 血常规：白细胞总数 3.66×10^9/L，红细胞总数 4.59×10^{12}/L，血红蛋白浓度 128g/L，血小板总数 117×10^9/L，其余无异常。

2. 血生化：丙氨酸转氨酶 16U/L，天冬氨酸转氨酶 17U/L，总胆红素 10.53μmol/L，尿酸 422.04μmol/L，肌酐 94.92μmol/L，余肝、肾功能均正常。

3. 尿常规：尿隐血阴性，尿蛋白阴性。

4. BNP 15pg/ml，NT-proBNP 68.2pg/ml。

5. 肿瘤标志物：CA125 75.22U/ml（0 ～ 35U/ml）。

6. 凝血功能：凝血酶原时间 12.6 秒，活化部分凝血活酶时间 37.7 秒，国际标准化比值 0.95，D- 二聚体 0.16μg/ml。

7. 动脉血气分析：pH 7.39，$PaCO_2$ 39.2mmHg，PaO_2 69.6mmHg，SaO_2 94.1%，标准碱剩余 － 1.2mmol/L，肺泡 - 动脉氧分压差 33.2mmHg，乳酸 1.25mmol/L。

8. 红细胞沉降率、铁代谢、甲状腺功能、炎症因子谱、16 项抗核抗体谱、抗 GBM 抗体、抗磷脂抗体谱、蛋白 C、蛋白 S、抗凝酶Ⅲ未见明显异常。

9. 心电图：未见明显异常（图 5-1）。

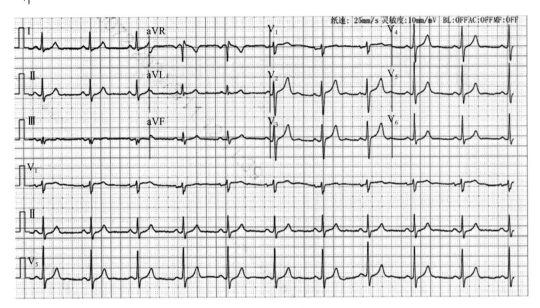

图 5-1 入院心电图

10. X 线胸片：两肺纹理大致正常，未见实变；主动脉结不宽；肺动脉段平直；心脏各房室不大；心胸比 0.45（图 5-2）。

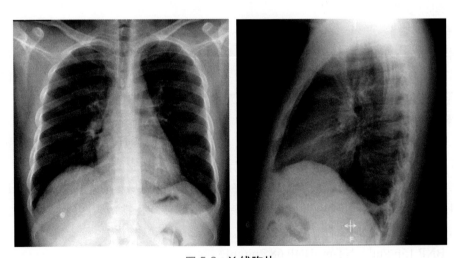

图 5-2 X 线胸片

11. 肺部 CT：结果提示双侧段及段以上肺动脉未见栓塞征象；右心室增大，肺动脉增宽，考虑肺动脉高压改变，性质待定；主动脉弓及冠状动脉前降支少量钙化灶；双肺下叶少量索条影；左侧胸腔少量积液（图 5-3）。

12. 超声心动图：左心房前后径 42mm，左心室舒张末期前后径 50mm，LVEF 73%，右心室前后径 33mm，TAPSE 22mm，三尖瓣反流速度 3.6m/s，超声估测肺动脉收缩压 57mmHg，诊断：中度肺动脉高压，右心扩大，三尖瓣少量反流。

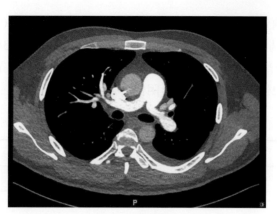

图 5-3　肺部 CT

13. 6 分钟步行试验 583m。

14. 肺灌注显像：双肺放射性分布欠均匀（左上肺为著），双肺未见明显肺段性放射性稀疏或缺损区。心影增大。结果显示符合肺动脉高压改变（图 5-4）。

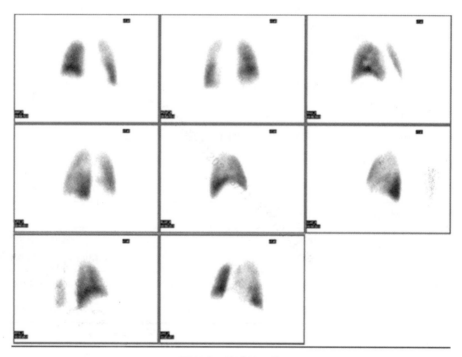

图 5-4　肺灌注显像

15. 心肺运动试验：通气功能大致正常，肺弥散功能未见异常。心电图运动试验阴性。中度运动受限。峰值摄氧量（Peak VO$_2$）19.7ml/（min·kg），达预计值 58%。

16. 腹部超声、下肢静脉超声无异常。

17. 右心导管：①导管路径未见异常。②血氧分析示血氧饱和度未见异常，无异常分流，右心腔各部位血氧饱和度未见明显差异。Qp/Qs 为 1.03。股动脉血氧饱和度 96.4%。③压力测定显示右心房压 8/6/5mmHg，右心室压 57/0/9mmHg，肺动脉压 57/23/34mmHg（吸药前），48/18/30mmHg（吸药后），PAWP 13/13/11mmHg，CI 4.32L/(min·m^2)。吸入伊洛前列素后肺动脉平均压及肺血管阻力下降 12%。诊断毛细血管前性肺动脉高压，急性血管反应性试验阴性（表 5-1）。

表 5-1　右心导管报告

部位		血氧饱和度（%）				压力（mmHg）	
		用药前		用药后		用药前	用药后
上腔静脉		74.8	77.2	72.9	73.8		
下腔静脉		79.6		74.7			
右心房	上部	75.9	76.40			8/6/5	
	中部	75.4					
	下部	77.9					
右心室	流入道		76.3			57/0/9	
	室中	76.8					
	流出道	75.8					
肺动脉	主肺	77.4	77.7	74.6	74.50	57/23/34	48/18/30
	右肺						
	左肺	78.0		74.4			
股动脉		96.4		97.8			
PAWP						13/13/11	

附加试验结果：吸入伊洛前列素（万他维）试验

	肺动脉平均压（mmHg）	Qp/Qs	肺血管阻力 [dyn·s/cm^5（WU）]
吸药前	34	1.03	246.65（3.08）
吸药后	30	1.03	253.76（3.17）

【诊治经过】

患者为中年男性，慢性病程。于 1.5 年前出现胸闷、气短，活动时加重，伴有咳嗽、咳白痰，休息后可缓解。自述曾晕厥一次，持续 2～3 分钟，未遗留肢体活动不灵。就诊于当地医院，经右心导管检查诊断为"肺动脉高压"，给予安立生坦口服治疗，胸闷、气短症状改善，但活动后仍有胸闷。患者 10 年前于当地医院诊断为慢性粒细胞白血病，一直服用达沙替尼治疗。患者入院后查体：神志清楚，双肺呼吸音清，未闻及干、湿啰音，心律齐，肺动脉瓣第二心音亢进。超声心动图提示右心扩大，三尖瓣反流峰值速度为 3.7m/s（> 3.4m/s），估测肺动脉收缩压 57mmHg，提示中度肺动脉高压。结合患者既往右心导管结果，入院诊断：①肺动脉高压；②慢性肺源性心脏病，心脏扩大，三尖瓣轻度关闭不全，心功能Ⅱ级（WHO 分级）；③慢性粒细胞白血病伴缓解。

根据指南推荐的肺动脉高压诊断临床路径，需进一步排除肺动脉高压继发性原因，由于左心疾病（第二大类）和肺部疾病和（或）缺氧（第三大类）是肺动脉高压最常见的原因，需要首先进行评估，其次要排除肺动脉阻塞疾病（第四大类）。由于本例患者超声心动图未见明确左心疾病，故初步排除第二大类左心疾病所致肺动脉高压。

行血气分析、心肺运动试验、肺部 CT、核素肺灌注扫描等检查继续评估第三大类、第四大类肺动脉高压可能。患者血氧饱和度正常；通气功能大致正常，肺弥散功能未见异常；肺部 CT 提示双侧段及段以上肺动脉未见栓塞征象，右心室增大，肺动脉增宽，考虑肺动脉高压改变。结合上述检查结果，故排除第三大类肺动脉高压可能。继续行肺灌注显像检查，提示双肺放射性分布欠均匀（左上肺为著），双肺未见明显肺段性放射性稀疏或缺损区，结果显示符合肺动脉高压改变，除外了第四大类肺动脉高压的可能。

为明确患者肺动脉高压的血流动力学分型，进一步完善了右心导管检查。导管结果提示肺动脉平均压（mPAP）34mmHg，PAWP 11mmHg，PVR 3.08WU，吸入伊洛前列素后 mPAP 及肺血管阻力下降 12%，故毛细血管前性肺动脉高压、急性血管反应性试验阴性可诊断。结合上述检查结果，第一大类动脉型肺动脉高压（PAH）可能性大，行特异性检查。患者无肺动脉高压家族史，超声未提示先天性心脏病，免疫学检查、腹部超声无异常，无其他可导致 PAH 的相关因素（人类免疫缺陷病毒、血吸虫病等）。患者因慢性粒细胞白血病长期服用达沙替尼治疗，且达沙替尼已被明确与肺动脉高压相关。因此，该药物很有可能是该患者形成肺动脉高压的原因。

明确患者肺动脉高压的病因后，治疗继续以靶向降低肺动脉高压、利尿、补钾为主。结合患者的症状体征与检查结果，将安立生坦加量至 10mg 每日 1 次口服。患者已咨询本地医院血液科，可停用达沙替尼。出院后，患者于本院规律随访。目前患者活动后胸闷气短症状已明显改善，6 分钟步行试验约 600m。2022 年 11 月复查右心导管提示 mPAP 17mmHg，PAWP 9mmHg，PVR 1.13WU，血流动力学参数明显改善，停用肺动脉高压靶向药物。随访至今，患者一般情况良好。

【疾病介绍】

药物和毒物相关性肺动脉高压（DPAH）是第一大类动脉型肺动脉高压的一个亚类，根据与 PAH 发生的相关程度和致病性，将药物与毒物分为明确相关及可能相关（表 5-2）。本例患者 10 年前为治疗慢性粒细胞白血病所使用的化疗药物达沙替尼即为明确与 PAH 相关的药物。

表 5-2   与动脉型肺动脉高压相关的药物与毒物

与动脉型肺动脉高压的相关性	药物与毒物
明确相关	阿米雷司、苯氟雷司、达沙替尼、右芬氟拉明、芬氟拉明、甲基苯丙胺、有毒菜籽油
可能相关	烷基化剂（环磷酰胺、丝裂霉素 C）[*]、苯丙胺类、博舒替尼、可卡因、二氮嗪、抗丙肝病毒药物（索非布韦）、靛玉红（中草药青黛）、干扰素 α 和 β、来氟米特、L- 色氨酸、苯丙醇胺、普纳替尼、选择性蛋白酶体抑制剂（卡非佐米）、溶剂（三氯乙烯）[*]、圣约翰草

注：[*]. 可能导致肺静脉闭塞病。

达沙替尼是一种酪氨酸激酶抑制剂，临床上主要治疗对伊马替尼耐药或不耐受的费城染色体阳性慢性髓细胞白血病慢性期、加速期和急变期（急粒变和急淋变）成年患者。达沙替尼可能引起严重的毛细血管前性肺动脉高压，从而提示其对肺血管具有直接和特异性影响。法国的一项注册登记研究显示，从达沙替尼获准（2006 年 11 月）到 2010 年 9 月 30 日有 9 例在诊断肺动脉高压时接受达沙替尼治疗的新发病例，保守估计达沙替尼引起 DPAH 的发病率约为 0.45%。这些患者存在中至重度毛细血管前性肺动脉高压，且功能状态与血流动力学参数都有不同程度的受损。在停药后的 4 个月内，除 1 例外，所有患者的临床、功能或血流动力学均有所改善，其中 3 例需要接受靶向药物治疗。Weatherald 对 21 例达沙替尼引起 DPAH 患者进行了长期随访，中位随访时间为 42 个月，患者心功能明显改善（WHO 功能分级 III / IV 级占 76% 至 I / II 级占 90%），6 分钟步行试验明显增加（306 ～ 430m），血流动力学参数明显改善（mPAP 从 46mmHg 降至 25mmHg，PVR 从 6.1WU 降至 2.6WU）。需要接受靶向药物治疗的 DPAH 患者基线时血流动力学状态更差，但长期结局与其他患者相似。

目前已有许多研究探索了达沙替尼引起 DPAH 的发病机制。研究发现，达沙替尼预处理的大鼠暴露于缺氧或野百合碱后更容易发生肺动脉高压。达沙替尼可导致人肺动脉内皮细胞和大鼠的内皮功能障碍及血管损伤的循环标志物水平升高，并诱导慢性内质网应激和氧化应激。在体外试验中，达沙替尼通过产生活性氧自由基，以剂量依赖的方式诱导肺内皮细胞凋亡。此外，达沙替尼治疗的慢性粒细胞白血病患者血清中细胞间黏附分子 -1、血管细胞黏附分子 -1 等显著升高，进一步支持了达沙替尼可导致血管损伤和内皮功能障碍的观点。

对于 DPAH 患者的治疗分为病因治疗与肺动脉高压靶向药物治疗。对于疑似 DPAH 患者，应尽快停用相关药物和毒物。临床路径指出，对于 DPAH 患者首次进行右心导管检查时，应行急性血管反应性试验，以筛选出对钙通道阻滞剂治疗有效的 PAH 患者。本案例患者急性血管反应试验阴性，且无心肺合并症、三分层风险评估为低危，结合患者症状与体征，给予安立生坦 10mg qd 口服。

【病例点评】

本病例介绍了一种由达沙替尼引起肺动脉高压的情况。药物和毒物相关性肺动脉高压属于第一大类动脉型肺动脉高压，达沙替尼是引起动脉型肺动脉高压的明确相关因素，可能通过氧化应激等多种途径造成肺血管损伤与内皮功能障碍，最终导致肺动脉高压。本例患者因胸闷、气短寻求诊治，右心导管明确毛细血管前性肺动脉高压，综合各项检查结果排除其他导致肺动脉高压的原因后，考虑患者有达沙替尼治疗慢性粒细胞白血病用药史，最终确诊药物相关肺动脉高压。停用达沙替尼且进行加量安立生坦靶向药物治疗后，患者症状明显改善。随访期间复查右心导管提示肺动脉压力降至正常，综合评估后认为患者不再需要进行靶向药物治疗，故停用安立生坦。

肺动脉高压病因复杂，异质性强。这就要求临床医师在诊治过程中遵循指南推荐的临床诊疗路径，充分收集患者的病史信息，找到病因并制订个体化治疗方案，从而提高治疗效果、改善患者的生活质量。

（罗　勤　高璐阳）

参 考 文 献

[1] 国家心血管病中心肺动脉高压专科联盟, 国家心血管病专家委员会右心与肺血管病专业委员会. 中国肺动脉高压诊治临床路径. 中国循环杂志, 2023, 38(7):691-703.

[2] Humbert M, Kovacs G, Hoeper MM, et al. 2022 ESC/ERS Guidelines for the diagnosis and treatment of pulmonary hypertension. Eur Heart J, 2022, 43(38):3618-3731.

[3] Montani D, Bergot E, Günther S, et al. Pulmonary arterial hypertension in patients treated by dasatinib. Circulation, 2012, 125(17):2128-2137.

[4] Weatherald J, Chaumais MC, Savale L, et al. Long-term outcomes of dasatinib-induced pulmonary arterial hypertension: a population-based study. Eur Respir J, 2017, 50(1):1700217.

[5] Guignabert C, Phan C, Seferian A, et al. Dasatinib induces lung vascular toxicity and predisposes to pulmonary hypertension. J Clin Invest, 2016, 126(9):3207-3218.

[6] Ryan JJ. Tyrosine kinase inhibitors in pulmonary vascular disease. JACC Basic Transl Sci, 2016, 1(7):684-686.

病例 6. 肺静脉闭塞病所致肺动脉高压

【病史简介】

患者男，34 岁。因"活动气短 7 年，加重伴不能平卧 2 个月"于 2018 年 3 月 25 日入院。

现病史：2011 年 11 月开始出现活动后气短，当地医院行肺动脉 CT 未见肺栓塞，肺灌注显像提示右肺上叶通气/灌注不匹配，左肺上叶血流灌注减低，考虑不除外肺小血管栓塞，诊断为"原发性肺动脉高压，亚急性甲状腺炎，低氧血症"，给予华法林、泼尼松、美托洛尔治疗 8 个月后好转停药，症状缓解维持 6 月余。2013 年在当地医院行支气管镜检查未见异常，病理提示（左下叶外基段）肺组织慢性炎症，考虑呼吸性细支气管炎，对症治疗症状缓解不明显。2016 年在外院就诊，诊断为"间质性肺炎"，口服泼尼松治疗，症状略有减轻。2017 年在外院就诊，超声心动图提示 LV43mm，RV37mm，LVEF63%，估测肺动脉收缩压 78mmHg，给予西地那非 50mg tid、贝前列素钠 20μg bid 及利尿剂口服。2017 年 11 月受凉后出现气短加重，不能平卧，双下肢轻度水肿，住院治疗，持续吸氧，一直卧床，建议至上级医院就诊，2018 年 3 月来本院就诊，希望评估肺移植术，门诊以"肺动脉高压待查"收住院。

既往史、家族史：体健，无特殊接触史，父母姐姐体健。

【体格检查】

体温 36.0℃，脉搏 91 次/分，呼吸 18 次/分，血压 100/60mmHg。神志清楚，对答切题，发育正常，步态正常，皮肤可见黄染，浅表淋巴结未触及肿大。眼睑及球结膜无水肿，口唇无发绀，颈静脉怒张。胸廓无畸形，呼吸对称，呼吸音清晰，双下肢可闻及少许湿啰音。心律齐，$P_2 > A_2$。腹部平坦，肝脾未触及，双下肢轻度水肿。

【辅助检查】

1. 血常规：白细胞总数 5.93×10^9/L，中性粒细胞百分比 55.4%，血红蛋白浓度 179g/L，血小板总数 160×10^9/L。

2. 血生化：ALT 24U/L，Tbil 71.7μmol/L，Cr 82μmol/L，CHOL 3.61mmol/L；Hcy 40.3nmol/L。

3. NT-proBNP 6674pg/ml。

4. 甲状腺功能：TSH 24.7μIU/ml，抗体阴性。

5. 血气分析（吸氧 5L/min）：pH 7.46，$PaCO_2$ 33mmHg，PaO_2 60mmHg，SaO_2 92%。

6. 免疫全套：无异常。

7. 心电图：窦性心律，右心室肥厚，ST-T 改变（图 6-1）。

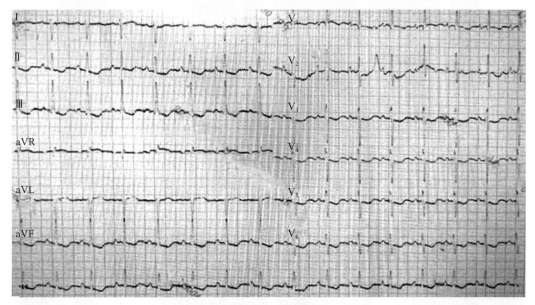

图 6-1　心电图

8. 超声心动图：左心房前后径 28mm，左心室舒张末期前后径 26mm，LVEF66%，右心房左右径 48mm，右心室前后径 40mm，TAPSE 10mm，sPAP 103mmHg。印象：肺动脉高压，右心扩大，右心功能减低，三尖瓣中量反流，心包少量积液（图 6-2）。

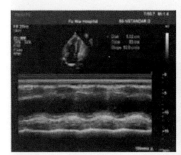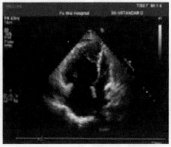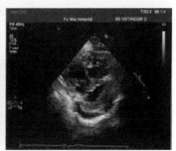

图 6-2　超声心动图

9. X 线检查：2018 年 3 月 27 日 X 线检查提示双肺门扩张，外围纹理相对纤细，肺动脉段凸出，右房室增大，心胸比 0.5（图 6-3）。

10. 肺动脉 CT：①肺动脉高压改变；②肺动脉未见栓塞征象；③少量心包积液；④双肺多发小斑片影（图 6-4）。

11. 高分辨 CT 平扫：①双肺多发小斑片影；②少量心包积液（图 6-5）。

12. 核素肺灌注：双肺血流灌注不均匀受损，符合肺动脉高压改变（图 6-6）。

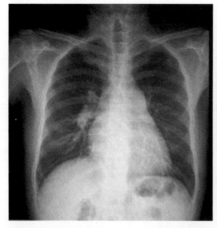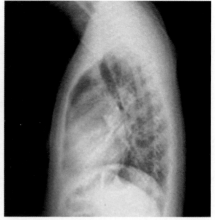

图 6-3　X 线胸片

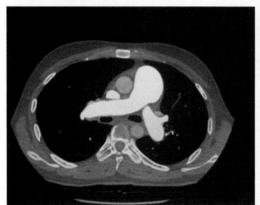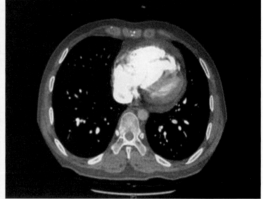

图 6-4　肺动脉 CT

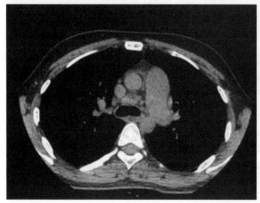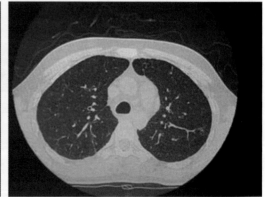

图 6-5　高分辨 CT

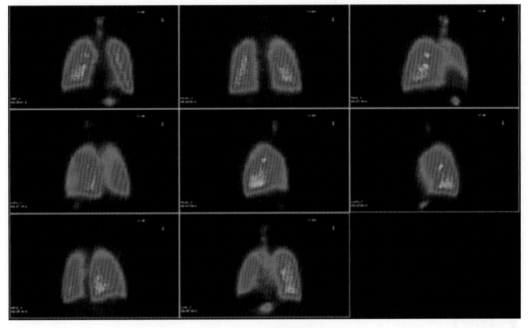

图 6-6　核素肺灌注

13. 腹部超声：肝大小、形态正常，右肝斜径 112mm，肝被膜光滑，实质回声略偏低，肝内胆管不扩张，肝左静脉内径 15mm，肝中静脉内径 12mm，肝右静脉内径 12mm，门静脉内径 10mm，下腔静脉内径约 23mm。胆囊大小、形态正常，壁稍厚，腔内透声好，未探及异常回声光团，肝左、右管，肝总管及胆总管无扩张。胰腺大小、形态正常，实质回声均匀，主胰管不扩张。脾实质回声均匀，厚 26mm。双肾大小、形态正常。皮髓质结构清晰，集合系统未探及分离（图 6-7）。

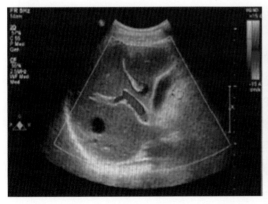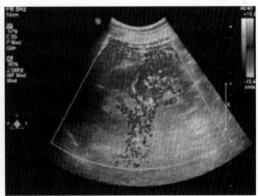

图 6-7　腹部超声

14. 肺功能检查：通气功能未见异常（FEV_1 3.69L/min，占预计值 90%）；肺弥散功能重度障碍（DLCO 占预计值 26%）；FVC 4.21L，89%Pred，FEV_1 3.32L，84%Pred，FEV_1/FVC% 78.9%，197%Pred，DLCO 8.16ml/（min·mmHg），25%Pred。

15. 心肺运动试验：心电图运动试验阴性，重度运动受限，Peak VO$_2$ 7.2ml/(min·kg)，达预计值17%。

16. 6分钟步行试验120m。

17. 右心导管检查：导管径路未见明显异常，BP114/67/89mmHg，HR112次/分，SvO$_2$ 63.9%，PAWP 1/2/1mmHg，mPAP 120/63/82mmHg，PVR 16.85WU。符合毛细血管前性肺动脉高压的诊断。

18. 基因检测结果见图6-8。

⚲ 检出位点相关信息

变异基因	核苷酸变异	氨基酸变异	变异在 染色体位置	转录本 外显子编号	变异状态	变异类型	位点致病性
EIF2AK4	c.1948C>T	p.Arg650Cys	Chr15:40268744	NM_001013703 exon12	纯合	错义变异	临床意义 未明1级

图6-8　基因检测结果

【诊断】

①肺动脉高压：肺静脉闭塞病可能性大。②慢性肺源性心脏病：心脏扩大，三尖瓣关闭不全（中度），心功能Ⅳ级（WHO分级），心包积液。③高同型半胱氨酸血症。④亚临床甲状腺功能减退。

【诊治经过】

患者为青年男性，胸闷气短起病，超声提示肺动脉高压，X线胸片提示双肺门增宽，肺动脉段凸，外周纹理纤细，同时完善肺动脉CT及肺灌注排除了肺栓塞及分流性疾病，高分辨CT提示以小叶间隔增厚为主的多发斑片影及纵隔淋巴结增多，血气分析显示动脉血氧偏低，血液检测未见明显免疫指标异常，呼吸功能示弥散功能重度障碍，右心导管提示毛细血管前性肺动脉高压，结合基因提示 *EIF2AK4* 双等位基因突变，考虑肺静脉闭塞病（PVOD）。

由于PVOD考虑为主要累及肺小静脉的纤维增生性疾病，病例表现为肺静脉的广泛弥漫性闭塞，肺动脉高压靶向药物是通过扩张肺动脉起治疗作用的，因此应用肺动脉高压靶向药物可能会引起肺水肿。对于PVOD患者，应用治疗肺动脉高压药物时需严密监测。在充分利尿减轻右心室负担的情况下，先给予西地那非口服观察2周无明显加重后，续贯加用波生坦口服，严密监测无病情加重。继以小剂量应用万他维静脉泵入2天，无气短加重，血气分析及X线胸片无明显变化，改为曲前列尼尔（瑞莫杜林）静脉泵入并逐渐增加剂量，过渡至皮下，维持剂量17.5ng/（kg·min），带药出院。

出院后规律随访，患者应用曲前列尼尔＋西地那非双联靶向药物（因贫血停用波生坦）治疗后肺动脉高压危险分层可达低危，用药1.5年后因个人原因逐渐停用曲前列尼尔，改用安立生坦＋西地那非＋司来帕格三联靶向药物治疗。

【疾病介绍】

1. 定义或基本概念　PVOD是一种罕见而复杂的肺动脉高压，与特定的遗传和环境因素有关，其特征是肺小静脉重构。随着基因检测的普及，发现 *EIF2AK4* 基因的双等位基因突变是可遗传 PVOD 的原因，这是我们理解 PVOD 分子发病机制的一个重要里程碑。尽管 PVOD 和 PAH 有着相似的临床表现，具有明确的毛细血管前性肺动脉高压的特征，但 PVOD 的预后较差，靶向治疗开始后可能会出现危及生命的肺水肿，因此及时鉴别诊断非常重要。因该疾病具有进行性和致命性特征，且缺乏经证实有效的药物治疗，故及时转诊进行肺移植仍是唯一确定的治疗方法。

2. 流行病学（遗传学）　从临床角度区分 PVOD 和 PAH 具有挑战性，因为两者的物理和血流动力学结果大致相似，许多病例很可能被误归类为特发性肺动脉高压（idiopathic pulmonary arterial hypertension，IPAH）或慢性血栓栓塞性肺动脉高压，因此 PVOD 的真实发病率未知。事实上，PVOD 已被发现占最初被认为是 IPAH 的 5% ～ 10%。PVOD 的患病率和发病率只能估计，因为在没有组织学（或遗传学）证实的情况下很难进行准确诊断。因此，临床诊断仍然是提供适当管理的核心。PVOD 的估计发病率为（0.1 ～ 0.5）/100 万，估计患病率为（1 ～ 2）/100 万。

3. 病因及发病机制　目前 PVOD 发病机制不明，可能涉及多种复杂因素的影响，包括遗传因素、药物和毒物，以及吸烟暴露、造血干细胞移植等。

（1）遗传因素：*EIF2AK4* 基因的常染色体隐性双等位基因突变已被确定是 PVOD 的主要遗传原因。无论其家族史如何，基因检测如今仍是 PAH 的一个不可或缺的部分，包括 PVOD 患者。由于隐性常染色体遗传性，在可遗传 PVOD 中检测一级亲属可以识别携带 *EIF2AK4* 单等位基因或双等位基因致病体。可遗传的形式通常存在于近亲或兄弟姐妹中。对散发病例，尤其是年轻患者进行基因检测对于可能的先证者尤为重要。

（2）药物和毒素：相比典型 1 型 PAH 患者（即毛细血管前性肺动脉高压），使用化疗药物在 PVOD 患者中更常见。

1）化疗药物：目前认为以下药物的风险偏高，如博来霉素、丝裂霉素、卡莫司汀、顺铂、氮芥、长春新碱、丙卡巴肼和环磷酰胺。PVOD 可能是抗肿瘤化疗的有毒代谢物损伤肺微静脉内皮所致。由于许多患者数年中使用了多种化疗方案，很难确定与特定药物的明确关联。

2）有机溶剂暴露：PVOD 与职业接触有机溶剂，尤其是三氯乙烯（TCE）（一种氯化溶剂）密切相关。一项纳入 33 例 PVOD 患者的病例对照研究显示，有机溶剂（尤其是三氯乙烯）职业暴露导致 PVOD 发病风险增加 8 倍。

（3）吸烟暴露：烟草暴露后血管通透性和内皮屏障功能会发生变化。据报道，与 IPAH 相比，PVOD 的累积烟草暴露量更高，这一发现与性别无关。烟草和溶剂暴露可能对 PVOD 的发展具有增强作用，与 PAH 具有相似的致病机制。内皮屏障破裂后，结缔组织和下层平滑肌细胞暴露于循环生长因子，导致不受控制的增殖和重塑。

（4）造血干细胞移植：相比常规肿瘤化疗，造血干细胞移植后似乎更常出现 PVOD，但这种现象只是个案，尚未有实验性数据证实。一项尸检研究评估了 35 例接受异体干细胞移植 1 年以上死亡的患者，发现 12 例患者（34.3%）存在 PVOD；由于只有1例患者在死亡前得到了临床诊断，尚不确定是否所有病例的诊断都具有临床意义。目前提出的机制包括化疗或放疗诱发的损伤，以及与移植本身相关的因素。

4. 临床表现　PVOD和PAH具有相似的临床表现，以进行性呼吸困难、疲劳和活动耐量下降为特征，其他症状包括心悸、胸痛、晕厥及咯血、声音嘶哑、慢性咳嗽等。体征方面主要是与右心衰竭相关的表现，包括颈静脉怒张、发绀、皮肤黄染、外周性水肿、右下腹胀痛（肝淤血）、肝脾大，左侧胸骨抬举样搏动，其他体征可能包括肺水肿和（或）胸腔积液等。

5. 辅助检查

（1）血化验检查：PVOD与PAH相似，包括低氧相关的血红素升高、血常规三系降低等脾功能亢进化验表现、肝功能异常/胆红素升高等肝淤血相关结果，但前者有更为突出的低氧血症表现。

（2）心电图检查：心电轴右偏，胸导联R波增高、ST段压低等右心负荷增大的表现。

（3）超声心动图：经胸超声心动图仍然是检测PH应用最广泛的技术，它提供了关于右心的广泛信息，通过TAPSE评估右心室（RV）功能障碍和组织多普勒。评估心包积液和三尖瓣反流分级进一步评估RV负荷。因PVOD患者更易出现低氧血症，超声心动图在排除心内分流方面也很有价值，亦可用于PVOD的随访。

（4）X线胸片：可能显示中央肺动脉扩张（即PAH的征象）。而PVOD的静脉淤血可以表现为散在的斑片状肺实质阴影、Kerley B线和淋巴结肿大。少数病例也可见胸腔积液的表现。

（5）胸部HRCT+肺动脉CT：表现为PH本身的表现，例如中央肺动脉扩张、右心室扩张或肥厚。HRCT已成为PVOD无创诊断方法的基石，PVOD三联征即毛细血管后静脉淤血的征象为PVOD的诊断提供了比较有力的证据，表现为小叶中心磨玻璃样结节/阴影、纵隔淋巴结肿大和小叶间隔增厚。

（6）肺灌注/通气显像：通气灌注不均匀受损。

（7）肺功能检查：DLCO、PaO_2和6分钟步行试验期间血氧饱和度最低值出现严重下降时，应怀疑PVOD。虽尚无标准化的最佳临界值，但认为DLCO < 55%预计值、PaO_2 < 65mmHg（8.7kPa）和6分钟步行试验期间血氧饱和度< 85%即为严重下降。需注意，许多其他疾病和重度PAH也可见DLCO降低。而DLCO检测值正常或轻度降低并不能排除PVOD，并且如果PVOD并发隐匿性肺泡出血，则可能错误地高估DLCO。

（8）心肺运动试验：CPET可以客观衡量运动能力，并能提示受限原因。与其他类型的PAH患者相比，PVOD患者峰值摄氧量更低，静息和运动时血氧饱和度更低，运动时无效通气更多，后者体现为每分通气量与二氧化碳产生量之比（VE/VCO_2）更高和呼气末二氧化碳分压更低。

（9）6分钟步行距离：关于6分钟步行距离的数据很少，但通常严重受损。

（10）右心导管检查：PVOD的肺血流动力学表现为毛细血管前性肺动脉高压，与其他形式的毛细血管前性肺动脉高压难以区分，其特征是平均肺动脉压（mPAP）> 20mmHg，肺动脉楔压（PAWP）< 15mmHg，以及肺血管阻力（PVR）> 2WU（1WU= 80dyn·s/cm^5）。

（11）支气管肺泡灌洗术：支气管肺泡灌洗术因其高风险性不推荐用于 PH 的诊断，尤其是在低氧严重的 PVOD 患者中。然而，考虑到 PVOD 诊断的挑战性，支气管肺泡灌洗检查已经不罕见。含铁血红素的巨噬细胞比例明显上升可见于部分 PVOD 病例中。

（12）肺活检：确诊 PVOD 需取肺组织进行组织学检查。既往通常是肺手术或尸检诊断 PVOD。PVOD 是一种纤维增生性疾病，主要累及肺小静脉而较大静脉相对不受累，其病理学标志是肺静脉的广泛弥漫性闭塞，原因是平滑肌肥大和纤维组织沉积，可以解释肺 HRCT 的小叶间隔增厚。早期阶段纤维组织可能松散且水肿，晚期阶段可能致密并硬化。偶有出现急性血栓引起的肺静脉管腔狭窄。此外，肺静脉中层可能随着弹性纤维增加而"动脉化"；广泛动脉化时，与 PAH 相似。内膜增厚通常累及小叶间隔中的微静脉和小静脉，这有助于区分 PVOD 与 PAH。肺微动脉也可能受累，约 50% 病例存在中至重度中层肥厚。通常无动脉丛状病变，这可与 PAH 相区别。肺泡毛细血管可能充血、纡曲。肺及胸膜淋巴管扩张，小叶间隔明显的间质性水肿、肺泡上皮细胞增生和局灶性淋巴细胞浸润。另外少见一表现与支气管灌洗相同，即肺泡巨噬细胞或间质组织存在含铁血黄素，原因可能是被动淤血或隐匿性出血。

6. 诊断依据　尽管组织学仍然是 PVOD 最终诊断的金标准，临床中因患者病情较重等原因肺活检难以实现，只有通过尸检或肺移植获得标本才能得到组织学确诊，因此无创的诊断方法非常必要。可以通过一系列临床特征进行 PVOD 的无创诊断。DLCO 重度下降、静息低氧血症，运动时氧饱和度明显下降，胸部 HRCT 上有两个或多个特征性放射学征象及 BAL 上的隐匿性肺泡出血等临床特征都可以用于支持 PVOD 的诊断。最后，基因学分析，存在 *EIF2AK4* 双等位基因突变的情况下鉴定可遗传 PVOD。由于可遗传 PVOD 为常染色体隐性遗传，因此近亲结婚并且有 PH 家族史的患者需要高度怀疑 PVOD 的诊断。

7. 鉴别诊断　PVOD 主要与 PAH 相鉴别（表 6-1）。

表 6-1　PVOD 与 PAH 的鉴别诊断

	PVOD	PAH
基因学监测	*EIF2AK4*	*BMPR2*，*ATP13A3*，*AQP1*，*ABCC8*，*ENG*，*KCNK3*，*CAV-1*，*SMAD9*，*SOX17*，*TBX4*，*KDR*，*ACVRL1*，*GDF2*
基因传递方式	常染色体隐性遗传	常染色体显性遗传
流行病学		
估测发病率	（1～2）/100 万	15/100 万

续表

	PVOD	PAH
性别比例	可遗传病例中性别差异不大，散发病例中男性多见	女性更多见（2：1）
烟草暴露	可能危险因素	未证实
职业暴露	有机溶剂（三氯乙烯）	无
危险因素		
药物及毒物	化疗药物（烷化剂）	食欲抑制剂（阿米雷司、芬氟拉明衍生物、苯氟雷司）、达沙替尼、干扰素
相关情况	PVOD 样结缔组织病（系统性硬化症）	结缔组织病、先天性心脏病，HIV 感染、门静脉高压
临床检查		
咯血		可能
听诊啰音	很少，除非有肺水肿	无
浆膜腔积液	罕见	可能
右心导管检查		
类型	毛细血管前性肺动脉高压	
急性血管反应性试验	约 10% 阳性率（不能预测长期 CCB 有效）	约 10% 阳性率（预测可长期应用 CCB 有效）
肺功能检测		
FEV_1，FVC，TLC	严重下降＜55%	正常或轻度下降
DLCO	严重下降	正常或轻度下降
静息氧分压（PaO_2）	严重下降	正常或轻度下降
运动时血氧饱和度下降	常见	
影像学检查		
胸部 HRCT	小叶中心磨玻璃影 小叶间隔增厚 纵隔淋巴结肿大	通常肺间质未见异常
支气管镜		
灌洗液	可能出现隐匿性肺泡出血	正常
治疗		
已上市的 PAH 药物	肺水肿的可能（少量病例有效）	RCT 研究证实可以改善患者的血流动力学、活动功能耐量和临床预后

8. 治疗原则和措施

（1）一般治疗：吸氧——防止因缺氧导致肺血管收缩。利尿剂——右心衰竭和液体潴留患者适用，应个体化治疗。抗凝——PVOD 有隐匿性肺泡出血的可能性不支持。

（2）治疗 PAH 药物：目前，有 3 种主要药物类别用于治疗 PAH，即前列环素和前列环素受体激动剂、内皮素受体拮抗剂（ERA）和 5 型磷酸二酯酶抑制剂 / 可溶性鸟苷酸环化酶刺激剂。这些 PAH 靶向药物已被证明可以改善 PAH 患者的呼吸困难、运动能力和肺血流动力学，并且在这些药物开发后的过去20年里，PAH患者预后有所改善。然而，在PVOD患者中，这些批准的PAH治疗药物有效性和安全性尚不清楚。

Ogawa等对PAH治疗药物对PVOD患者的疗效和安全性进行了系统综述，共20项研究。14项研究是针对单个病例的报告，没有发现随机对照试验。有4个相对较大的病例系列，包括8～16例接受PAH治疗的患者。报告的大多数病例显示6分钟步行试验和PVR有所改善。在这项系统综述中，两例患者在接受PAH治疗后至少存活了4年。所有接受依前列醇治疗的患者也同时被列入移植名单，并将其作为肺移植的桥梁疗法。3～4个月后可以观察到中度临床和血流动力学改善，但没有长期持续影响，据报道，静脉注射依前列醇治疗患者的1年生存率为83%，2年生存率为50%。

关于PAH药物对这些患者的疗效，Montani等在迄今为止发表的最广泛的PVOD患者队列中有所记录，他们中的大多数在诊断时由于严重的血流动力学障碍而接受了治疗。其中，21%的非突变携带者和23%的突变携带者出现了药物诱导的肺水肿，但长期结果仍然不利（60%的死亡率和21%的肺移植率）。因此，PVOD的治疗应仅在具有丰富PH管理经验的中心进行。

（3）肺移植：对药物治疗无效且病情进展迅速的患者应及时转诊至有经验的肺移植中心。

9. 预后 PVOD病程进展迅速，总体预后很差。据报道，1年死亡率接近72%。既往没有对接受药物治疗的PVOD患者预后的研究。大多数患者在确诊后2年内进行肺移植或者死亡。一个系列研究发现，从诊断开始到死亡或肺移植的平均时间为11.8个月；从首次症状出现到死亡或肺移植的平均时间为24.4个月。PVOD预后不良的原因在于肺静脉和毛细血管的进行性重构，同时对已上市的PAH的药物治疗没有反应。由于这种罕见疾病难以确诊导致的诊断延迟也与就诊时病情危重有关。因此在怀疑诊断时早期转诊到肺移植中心就非常必要。

【病例点评】

1. 该病例诊治亮点 本例患者的诊治遵循指南，进行了病因筛查、危险分层到基因筛查，明确诊断并个体化用药，根据随访结果调整用药方案，符合肺动脉高压诊疗常规，同时治疗有个体化特点，为PVOD的治疗提供了又一成功个案，延迟了肺移植的时间窗口，为患者减轻了经济负担，提供了一个相对较长的病情平台期。

2. 循证和个体化 筛查病因的过程中，通过无创检查及基因学检测明确PVOD的诊断，避免了肺活检等有创检查措施。在右心导管确诊毛细血管前性肺动脉高压后选择了个体化治疗方案，先用西地那非作为"探针"治疗观测效果，无明确病情恶化，再联合应用短效药物进一步观察，最后予以包括曲前列尼尔在内的三联靶向药物治疗，病情明显改善后逐渐过渡为口服药物治疗，治疗上将循证与个体化充分结合。

3. 经验和不足 PVOD的诊断和治疗一直是肺动脉高压领域比较困难的部分，病例罕见、病情进展快使其能够提供的治疗窗口较窄，因此在疑诊后及时转诊至专业诊治中心非常重要。该病早期诊断具有挑战性，本病例辗转多家医院，排除可能相关诊断后才落脚于肺动脉高压的诊疗，可见该病初期症状的迷惑性较大，诊断较困难。尽早完善基因学检测可能有助于 PVOD 的早期诊断。

4. **最新进展** PVOD 代表了一种真正的孤儿疾病，目前还没有治疗这种疾病的有效方法。PVOD 的发病机制尚未完全阐明。EIF2AK4/GCN2 通路参与可遗传 PVOD 的发现为该病的靶向治疗开辟了研究途径，但仍需要进一步的研究和临床试验对新药进行研制与开发。

（邓 丽）

参 考 文 献

[1] Palazzini M, Manes A. Pulmonary veno-occlusive disease misdiagnosed as idiopathic pulmonary arterial hypertension. Eur Respir Rev, 2009, 18(113): 177-180.

[2] Balke L, Both M, Winkler C, et al. Scintigraphy leading to the misdiagnosis of chronic thromboembolic disease in a patient with pulmonary veno-occlusive disease. Circulation, 2016, 133(16): 1627-1628.

[3] Mandel J, Mark EJ, Hales CA. Pulmonary veno-occlusive disease. Am J Respir Crit Care Med, 2000, 162(5):1964-1973.

[4] Montani D, Achouh L, Dorfmüller P, et al. Pulmonary veno-occlusive disease: clinical, functional, radiologic, and hemo-dynamic characteristics and outcome of 24 cases confirmed by histology. Medicine (Baltimore), 2008, 87(4):220-233.

[5] Holcomb Jr BW, Loyd JE, Ely EW, et al. Pulmonary veno-occlusive disease: a case series and new observations. Chest, 2000, 118 (6):1671-1679.

[6] Montani D, Lau EM, Dorfmüller P, et al. Pulmonary veno-occlusive disease. Eur Respir J, 2016, 47(5):1518-1534.

[7] Rabiller A, Jaïs X, Hamid A, et al. Occult alveolar haemorrhage in pulmonary veno-occlusive disease. Eur Respir J, 2006, 27(1):108-113.

[8] Eyries M, Montani D, Girerd B, et al. EIF2AK4 mutations cause pulmonary veno-occlusive disease, a recessive form of pulmonary hypertension. Nat Genet, 2014, 46(1):65-69.

[9] Best DH, Sumner KL, Austin ED, et al. EIF2AK4 mutations in pulmonary capillary hemangiomatosis. Chest, 2014, 145(2):231-236.

[10] Girerd B, Montani D, Jaïs X, et al. Genetic counselling in a national referral centre for pulmonary hypertension. Eur Respir J, 2016, 47(2):541-552.

[11] Morrell NW, Aldred MA, Chung WK, et al. Genetics and genomics of pulmonary arterial hypertension. Eur Respir J, 2019, 53(1):1801899.

[12] Gagnadoux F, Capron F, Lebeau B. Pulmonary veno-occlusive disease after neoadjuvant mitomycin chemotherapy and surgery for lung carcinoma. Lung Cancer, 2002, 36(2): 213-215.

[13] Perros F, Günther S, Ranchoux B, et al. Mitomycin-induced pulmonary veno-occlusive disease: evidence from human disease and animal models. Circulation, 2015, 132(9): 834-847.

[14] Lombardcm, Churg A, Winokur S. Pulmonary veno-occlusive disease following therapy for malignant neoplasms. Chest, 1987, 92(5): 871-876.

[15] Ranchoux B, Günther S, Quarck R, et al. Chemotherapy-induced pulmonary hypertension: role of alkylating agents. Am J Pathol, 2015, 185(2): 356-371.

[16] Certain MC, Chaumais MC, Jaïs X, et al. Characteristics and long-term outcomes of pulmonary

venoocclusive disease induced by mitomycin C. Chest, 2021, 159(3): 1197-1207.

[17] Montani D, Girerd B, Jaïs X, et al. Clinical phenotypes and outcomes of heritable and sporadic pulmonary veno-occlusive disease: a population-based study. Lancet Respir Med, 2017, 5(2):125-134.

[18] Montani D, Lau EM, Descatha A, et al. Occupational exposure to organic solvents: a risk factor for pulmonary veno-occlusive disease. Eur Respir J, 2015, 46(6): 1721-1731.

[19] Burton VJ, Ciuclan LI, Holmes AM, et al. Bone morphogenetic protein receptor II regulates pulmonary artery endothelial cell barrier function. Blood, 2011, 117(1):333-341.

[20] Thomas de Montpréville V, Dulmet E, Fadel E, et al. Lymph node pathology in pulmonary veno-occlusive disease and pulmonary capillary heamangiomatosis. Virchows Arch Int J Pathol, 2008, 453(2):171-176.

[21] Stewart S, Rassl D. Advances in the understanding and classification of pulmonary hypertension. Histopathology, 2009, 54(1): 104-116.

[22] Wille KM, Sharma NS, Kulkarni T, et al. Characteristics of patients with pulmonary venoocclusive disease awaiting transplantation. Ann Am Thorac Soc, 2014, 11(9):1411-1418.

[23] Montani D, Jaïs X, Price LC, et al. Cautious epoprostenol therapy is a safe bridge to lung transplantation in pulmonary veno-occlusive disease. Eur Respir J, 2009, 34(6):1348-1356.

[24] Ogawa A, Miyaji K, Yamadori I, et al. Safety and efficacy of epoprostenol therapy in pulmonary veno-occlusive disease and pulmonary capillary hemangiomatosis. Circ J Off J Jpn Circ Soc, 2012, 76(7):1729-1736.

[25] Salzman GA, Rosa UW. Prolonged survival in pulmonary veno-occlusive disease treated with nifedipine. Chest, 1989, 95(5):1154-1156.

[26] Sourla E, Paspala A, Boutou A, et al. A case of pulmonary veno-occlusive disease: diagnostic dilemmas and therapeutic challenges. Ther Adv Respir Dis, 2013, 7(2):119-123.

[27] Montani D, Jaïs X, Price LC, et al. Cautious epoprostenol therapy is a safe bridge to lung transplantation in pulmonary veno-occlusive disease. Eur Respir J, 2009, 34(6):1348-1356.

[28] Nossent EJ, Antigny F, Montani D, et al. Pulmonary vascular remodeling patterns and expression of general control nonderepressible 2 (GCN_2) in pulmonary veno-occlusive disease. J Heart Lung Transplant, 2018, 37(5): 647-655.

病例 7. 先天性心脏病相关性肺动脉高压

【病史简介】

患者男，14 岁。主因"劳累后心悸、气短 2 个月"于 2019 年 8 月 6 日入院。

现病史：2 个月前患者间断出现心悸、气短发作，均于剧烈活动时出现，如快跑 300 ～ 400m 时即有症状发作，无胸痛及放射痛，无黑矇、晕厥，无恶心、呕吐，无夜间阵发性呼吸困难，休息后上述心悸、气短症状可缓解。患者日常无关节肿痛，无发热、皮疹等症状。遂就诊于当地医院，行心脏彩超提示"右心扩大，肺动脉高压"，为进一步诊治收入科室。自发病以来，患者精神尚可，进食量较前减少，睡眠尚可，大小便正常，体重无增减。

既往史：既往体健。

个人史：无过敏史，无特殊物质接触史。足月顺产儿，婴幼儿期无特殊。无吸烟、饮酒史。

家族史：父母体健。

【体格检查】

体温 36℃，脉搏 98 次 / 分，呼吸 18 次 / 分，血压 96/68mmHg。发育正常，神清语利，查体合作。眼睑无水肿，球结膜无水肿，巩膜无黄染，瞳孔等大等圆。无口唇发绀。甲状腺无肿大，无颈静脉怒张，无颈部血管杂音。双肺呼吸音清晰，未闻及两肺啰音。心前区无隆起，心尖搏动位于第 5 肋间左锁骨中线内侧 0.5cm，强度及范围无明显异常，未触及震颤，心脏浊音界正常。心律齐，心率 86 次 / 分，无心包摩擦音。心音正常，P_2 亢进，未闻及心脏杂音。腹平软，无压痛、反跳痛，肠鸣音 4 次 / 分，肝脾未触及，肝颈静脉回流征阴性。双下肢无水肿。

【辅助检查】

1. 血常规：白细胞 4.86×10^9/L，中性粒细胞 1.53×10^9/L，血红蛋白 164g/L，血小板 190×10^9/L。

2. 凝血：凝血酶原时间 14.9 秒，活化部分凝血酶时间 36.2 秒，D- 二聚体 0.21μg/ml，纤维蛋白原降解产物 2.50μg/ml。

3. 血生化：白蛋白 43.2g/L，丙氨酸转氨酶 9U/L，天冬氨酸转氨酶 34U/L，总胆红素 18.2μmol/L，直接胆红素 3.8μmol/L，血糖 5.2mmol/L，肌酐 85.72μmol/L，尿素氮 6.93mmol/L，尿酸 577.28μmol/L，三酰甘油 0.82mmol/L，总胆固醇 3.42mmol/L，高密度脂蛋白胆固醇 0.99mmol/L，低密度脂蛋白胆固醇 2.36mmol/L。同型半胱氨酸 12.9μmol/L。

4. 自身免疫无异常。

5. NT-proBNP 5405pg/ml。

6. 血气分析：pH 7.468，$PaCO_2$ 23.7mmHg，PaO_2 63.6mmHg，SaO_2 92.1%。

7. 心电图：不完全性右束支阻滞，右心室肥厚（图 7-1）。

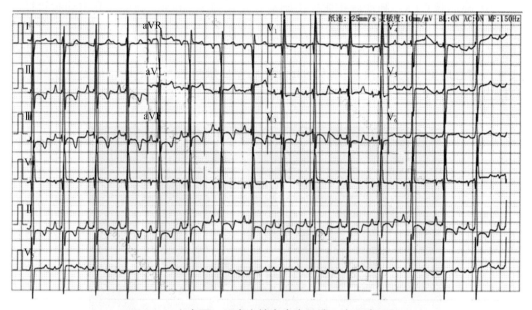

图 7-1　心电图：不完全性右束支阻滞，右心室肥厚

8. X 线胸片：双肺门动脉扩张，外周肺纹理相对纤细；主动脉结不宽；肺动脉段凸出；右心房室增大；心胸比 0.54（图 7-2）。

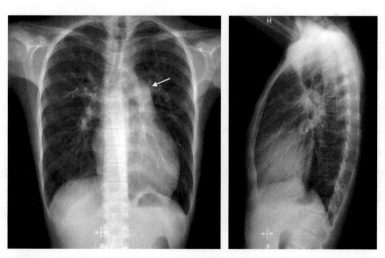

图 7-2　X 线胸片：双肺门动脉扩张，外周肺纹理相对纤细；主动脉结不宽；肺动脉段凸出

9. 超声心动图：左心房前后径 31mm，左心室舒张末期前后径 28mm，LVEF 49%，右心室前后径 56mm，TAPSE 21mm。右心室壁增厚，运动增强，右心室内肌束增粗。室间隔左移，左心室呈"D"形，室间隔运动异常。房间隔卵圆孔处回声分离。

肺动脉扩张，腔内未见异常回声。三尖瓣环扩张，致瓣叶对合欠佳。心包腔可探及少量液性暗区，位于右心室旁7mm。二尖瓣少量反流，三尖瓣中大量高速反流，估算肺动脉收缩压98mmHg。

10. 肺动脉CTA：肺动脉扩张，主肺动脉管径约41.5mm，同层面升主动脉管径约21.5mm。左上叶肺静脉经垂直静脉入左侧头臂静脉-右侧上腔静脉-右心房；右上静脉经右侧上腔静脉入右心房；余双肺静脉回流入左心房，入左心房口处未见明显狭窄改变。右心房室增大，右心室横径68mm。肺窗显示两肺灌注不均，可见多发片状磨玻璃影（图7-3）。

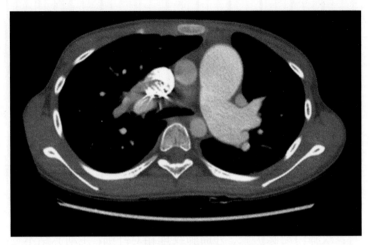

图7-3 肺动脉CTA：肺动脉扩张

11. 核素肺灌注扫描：双肺血流灌注不均匀受损，符合肺动脉高压改变；双肾显影考虑存在右向左分流。

12. 右心导管检查：导管径路未见异常。血氧分析示远上腔静脉血氧饱和度67.6%，左头臂静脉血氧饱和度93%，Qp 7.52L/min，Qs 3.85L/min，Qp/Qs=1.95，提示存在肺静脉异位引流。压力测定：右心房压10/8/7mmHg；右心室压68/2/11mmHg；肺动脉压72/44/54mmHg；PAWP 11/8/6mmHg；CI 3.02L/（min·m²）；TPR 7.18WU；PVR 3.75WU。

13. 肺功能检查：FEV_1 2.22L，FVC 2.35L，FEV_1/FVC% 94.6%。DLCO占预计值64%，提示轻度限制性通气功能障碍，肺弥散功能轻度障碍。

14. 心肺运动试验：心电图运动试验阴性；重度运动受限，Peak VO_2 13.7ml/（min·kg）（达预计值20%）。

15. 睡眠呼吸监测：AHI 5.1次/小时，夜间最低血氧饱和度84%。结论：符合睡眠呼吸暂停，以阻塞性为主（轻度）。

【诊断】

①先天性心脏病：部分型肺静脉异位引流，心脏扩大，三尖瓣中重度关闭不全。②肺动脉高压。③心功能Ⅲ级（NYHA分级）。

【诊治经过】

患者为少年男性，因劳累后心悸、气短 2 个月入院。超声提示肺动脉高压并初步排除左心疾病。X 线胸片提示双肺门增宽，肺动脉段凸出，外周纹理纤细，同时完善肺动脉 CT 及肺灌注排除了低氧或肺部疾病及肺动脉阻塞性疾病。CT 还提示左上叶肺静脉经垂直静脉入左侧头臂静脉 - 右侧上腔静脉 - 右心房；右上静脉经右侧上腔静脉入右心房。提示肺静脉异位引流可能是患者肺动脉压升高的原因。

右心导管检查血氧分析结果显示远上腔静脉血氧饱和度 67.6%，左头臂静脉血氧饱和度 93%，Qp/Qs=1.95，提示存在肺静脉异位引流。压力测定显示肺动脉平均压 54mmHg，PAWP 6mmHg，PVR 3.75WU，符合毛细血管前性肺动脉高压的诊断。结合患者超声心动图、CT 及右心导管血氧分析结果，可以初步诊断为"肺动脉高压，部分型肺静脉异位引流"。患者目前心功能较差，右心室功能减低，外科会诊建议强化药物治疗后再评估。因此给予曲前列尼尔注射液持续皮下泵入治疗，患者症状好转后出院。

2020 年 1 月患者来院复查，结果示：心功能 Ⅱ 级，NT-proBNP 2163pg/ml，6 分钟步行试验 448m。评估 PAH 危险分层为中低危，因此将治疗方案调整为马昔腾坦和他达拉非双联靶向药物治疗。2020 年 9 月来院复查，结果示：心功能 Ⅱ 级，NT-proBNP 244pg/ml。右心导管检查示右心房压 10/9/8mmHg；右心室压 70/-1/10mmHg；肺动脉压 72/30/47mmHg；CI 3.49L/（min·m²）；TPR 4.41WU。遂于本院行部分肺静脉异位引流矫正术、卵圆孔未闭修补术、三尖瓣成形术，术后肺动脉压力 39/24mmHg。术后给予患者他达拉非 + 马昔腾坦双联靶向药物治疗。

患者术后恢复较好，自觉活动能力明显好转，日常活动不受限，夜间可平卧休息。患者于 2021 年 3 月来院复查，结果显示：心功能 Ⅱ 级，NT-proBNP 86.1pg/ml，6 分钟步行试验 750m。评估 PAH 危险分层为低危。右心导管检查示右心房压 4/3/2mmHg，右心室压 39/-9/1mmHg，肺动脉压 35/15/25mmHg，Qp/Qs=0.98，TPR 4.49WU，PVR 3.59WU，CI 3.88L/（min·m²），均较前有明显改善。根据患者恢复情况，调整治疗方案为他达拉非靶向药物治疗。

【疾病介绍】

先天性心脏病相关性肺动脉高压（CHD-PAH）是指由于左向右分流先天性心脏病导致肺血管系统的血流量和压力增加。CHD-PAH 是我国 PAH 最常见的原因。临床上分为艾森门格综合征、体 - 肺分流相关 PAH、PAH 合并小缺损和术后 PAH 四类，艾森门格综合征和 PAH 合并小缺损的患者是缺损修补手术的禁忌。本例患者属于体 - 肺分流相关 PAH。

CHD 患者早期接受手术可以矫正左向右分流，改善预后。在疾病晚期，肺动脉发生不可逆病变，患者将失去手术的机会，出现运动耐量下降、心力衰竭，甚至死亡。靶向药物联合治疗在近 20 年已经证明可以改善患者症状、提高运动能力和降低 PVR。在一些病例中，重度 PAH-CHD 患者在接受靶向药物治疗后成功完成手术。在 CHD 术前和术后给予靶向药物的治疗方法称为"治疗 - 修复 - 治疗"策略。PAH 治疗指南也因此发生了变化。

根据血流动力学特点，CHD-PAH 可以分为动力型和阻力型。①动力型 PAH 期：患者存在 PAH，但肺血管尚未发生严重病变，关闭缺损之后肺动脉压力可降至正常。②阻力型 PAH 期：肺血管已发生不可逆病变，关闭缺损后，患者肺动脉压力不能降至正常或反而升高，出现术后持续 PAH。因此，CHD 患者是否能进行手术治疗需要进行多方面的评估，RHC 是判断 CHD 患者能否手术治疗和预后的最重要的检查方法。通常采用 Fick 法测量心排血量，然后计算肺循环血流量 / 体循环血流量比值（Qp/Qs）、全肺阻力、肺血管阻力等指标。PVR 和 Qp/Qs 是衡量 CHD-PAH 手术指征的重要指标。2022 欧洲心脏病学会肺动脉高压诊断与治疗指南对于体 - 肺分流的 CHD-PAH 患者治疗推荐如下：对于患有房间隔缺损（ASD）、室间隔缺损（VSD）或动脉导管未闭（PDA）且 PVR < 3WU 的患者，建议进行封堵（推荐等级：Ⅰ 级；证据水平：C）；对于 ASD、VSD 或 PDA 且 PVR 为 3 ~ 5WU 的患者，可以考虑封堵（推荐等级：Ⅱ a 级；证据水平：C）；对于 ASD 且 PVR > 5WU 的患者，在经过 PAH 治疗后 PVR 降至 5WU 以下时，可以考虑关闭缺损（推荐等级：Ⅱ b 级；证据水平：C）。

本例病例中的肺静脉异位引流是指肺静脉未能直接与左心房连接，而与右心房或体静脉系统连接的先天性心血管异位。肺静脉异位引流通常合并 ASD，但也可以孤立发生，导致右心容量超负荷。肺静脉异位引流产生的生理效应与 ASD 类似，不同的是其不存在右向左分流的可能性，并且左向右分流的幅度不会因获得性左心疾病的发展而加剧肺静脉异位引流。最常见的是右上肺静脉与上腔静脉连接，其他异常连接包括右肺静脉连接到下腔静脉（"弯刀综合征"）、左上肺静脉连接到左头臂静脉，右上肺静脉连接到上腔静脉的高位等。肺静脉异位引流只能通过外科手术进行修复，手术指征遵循 ASD 封堵的建议原则。

【病例点评】

本例患者为青年男性，因胸闷气短就诊，经超声心动图、CT 和右心导管等检查确诊"先天性心脏病，部分型肺静脉异位引流，肺动脉高压"。经过 1 年的肺动脉高压靶向药物治疗，患者病情逐渐平稳，接受了部分型肺静脉异位引流矫治术，术后患者活动能力明显好转。

先天性心脏病患者是否能进行手术治疗需要根据分流的方向、分流与缺损的关系以及肺血管阻力的大小进行综合评估。右心导管是诊断 PAH 的"金标准"，同时也是判断 CHD-PAH 患者能否进行手术治疗和评估预后最重要的方法。肺血管阻力和肺循环血流量 / 体循环血流量比值是衡量 CHD-PAH 手术指征的重要指标。

对于动力型 PAH（有矫治适应证）患者，手术关闭缺损是解决肺动脉高压的根本方法，应及早进行缺损的修补或介入封堵治疗，避免长期大量分流导致不可逆的肺血管重塑。近年来肺动脉高压靶向药物的普及为很多缺乏手术指征的先天性心脏病患者带来了新的希望。对于直接关闭缺损危险性大的"灰区型"PAH 患者，可先给予靶向药物治疗，观察血流动力学变化，一部分患者在经过药物治疗后肺血管阻力下降，能够接受修补或介入封堵治疗。在进行手术后，这部分患者的肺动脉压仍然高于正常，往往需要继续进行靶向药物治疗。该患者的诊疗流程充分体现了先天性心脏病相关性肺动脉高压治疗的"治疗 - 修复 - 治疗"策略。

（罗　勤　李思聪）

参 考 文 献

[1] Brida M, Gatzoulis M A. Pulmonary arterial hypertension in adult congenital heart disease. Heart, 2018, 104(19): 1568-1574.

[2] Arnaert S, De Meester P, Troost E, et al. Heart failure related to adult congenital heart disease: prevalence, outcome and risk factors. ESC Heart Fail, 2021, 8(4): 2940-2950.

[3] Hoetzenecker K, Ankersmit H J, Bonderman D, et al. Atrial septal defect repair after a 10-month treatment with bosentan in a patient with severe pulmonary arterial hypertension: a case report. J Thorac Cardiovasc Surg, 2009, 137(3): 760-761.

[4] 中华医学会呼吸病学分会肺栓塞与肺血管病学组，中国医师协会呼吸医师分会肺栓塞与肺血管病工作委员会，全国肺栓塞与肺血管病防治协作组，等 . 中国肺动脉高压诊断与治疗指南 (2021 版). 2021, 101(1): 41.

[5] Humbert M, Kovacs G, Hoeper M M, et al. 2022 ESC/ERS Guidelines for the diagnosis and treatment of pulmonary hypertension. Eur Heart J, 2022, 43(38): 3618-3731.

[6] Baumgartner H, De Backer J, Babu-Narayan S V, et al. 2020 ESC Guidelines for the management of adult congenital heart disease. Eur Heart J, 2021, 42(6): 563-645.

病例 8. 房间隔小缺损合并肺动脉高压

【病史简介】

患者男，39 岁。主因"活动后胸闷气短 6 个月"于 2021 年 5 月 10 日入院。

现病史：6 个月前患者开始出现活动后胸闷气短症状，否认明显胸痛、头晕、晕厥等症状，就诊于当地医院，超声心动图提示房间隔缺损直径 18mm，于 2021 年 3 月行房间隔缺损封堵术，术前肺动脉压 88/30/58mmHg，术后复查超声心动图提示肺动脉收缩压 75mmHg。患者术后活动耐力下降，为求进一步诊治，以"先天性心脏病，房间隔缺损封堵术后，肺动脉高压"收入院。自发病以来，患者睡眠、精神、饮食尚可，大小便正常，体重无明显变化。

既往史：既往体健。

个人史：无过敏史，无特殊物质接触史。足月顺产儿，婴幼儿期无特殊。无吸烟、饮酒史。

家族史：父母体健，1 子 1 女体健。

【体格检查】

体温 36.1℃，脉搏 86 次 / 分，呼吸 18 次 / 分，血压 145/82mmHg。发育正常，神清语利，查体合作。眼睑无水肿，球结膜无水肿，巩膜无黄染，瞳孔等大等圆。无口唇发绀。甲状腺无肿大，无颈静脉怒张，无颈部血管杂音。双肺呼吸音清晰，未闻及两肺啰音。心前区无隆起，心尖搏动位于第 5 肋间左锁骨中线内侧 0.5cm，强度及范围无明显异常，未触及震颤，心脏浊音界正常。心律齐，心率 86 次 / 分，无心包摩擦音。心音正常，$A_2 > P_2$，未闻及心脏杂音。腹平软，无压痛、反跳痛，肠鸣音 4 次 / 分，肝脾未触及，肝颈静脉回流征阴性。双下肢无水肿。

【辅助检查】

1. 血常规：白细胞 9.43×10^9/L，中性粒细胞 6.7×10^9/L，血红蛋白 170g/L，血小板 365×10^9/L。

2. 凝血：凝血酶原时间 12.6 秒，活化部分凝血酶时间 31.7 秒，D- 二聚体 0.39μg/ml，纤维蛋白原降解产物 2.50μg/ml。

3. 血生化：白蛋白 43.2g/L，丙氨酸转氨酶 14U/L，天冬氨酸转氨酶 31U/L，总胆红素 9.69μmol/L，直接胆红素 2.7μmol/L，血糖 5.21mmol/L，肌酐 104.96μmol/L，尿素氮 7.79mmol/L，尿酸 629.61μmol/L，三酰甘油 1.61mmol/L，总胆固醇 4.59mmol/L，高密度脂蛋白胆固醇 1.1mmol/L，低密度脂蛋白胆固醇 2.88mmol/L。

4. 自身免疫检查无异常。

5. NT-proBNP 1881pg/ml。

6. 6 分钟步行试验 385m。

7. 血气分析：pH 7.442，$PaCO_2$ 24.5mmHg，PaO_2 92.8mmHg，SaO_2 97%。

8. 心电图：窦性心律，电轴明显右偏（图 8-1）。

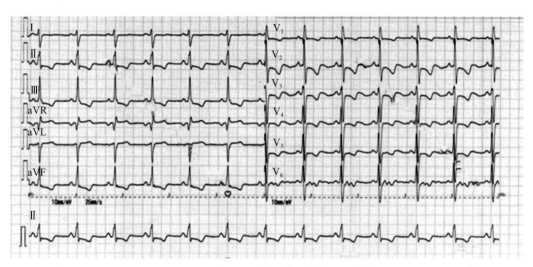

图 8-1　心电图：窦性心律，电轴明显右偏

9. X 线胸片：两肺血偏多，两肺门动脉扩张，主动脉结不宽，肺动脉段轻凸；右心房室圆隆；心影内可见封堵器影；心胸比 0.51（图 8-2）。

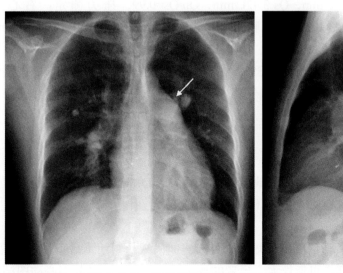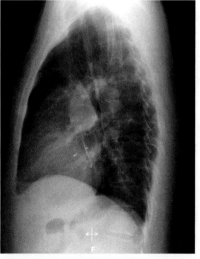

图 8-2　X 线胸片：两肺血偏多，两肺门动脉扩张，主动脉结不宽，肺动脉段轻凸；右心房室圆隆

10. 超声心动图：左心房前后径 35mm，左心室舒张末期前后径 40mm，左室射血分数 68%；右心室前后径 47mm；三尖瓣环收缩期位移 18mm。室间隔左移，左心室呈"D"形，室间隔运动异常。三尖瓣环扩张，致瓣叶对合欠佳。三尖瓣少量高速反流，估测肺动脉收缩压约 62mmHg。

11. 肺动脉 CTA：主肺动脉、左右肺动脉扩张，主肺动脉直径约 38mm；左右肺动脉及其各叶段肺动脉分支对比剂充盈欠均匀，其内可见低密度影，延迟期未显示。右心房室增大，右心室横径 64mm，房间隔可见封堵器影（图 8-3）。

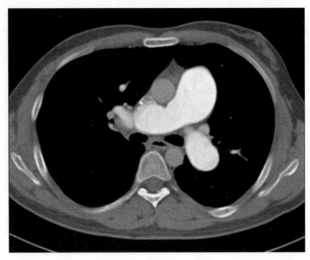

图 8-3　肺动脉 CTA

12. 核素肺灌注扫描：双肺血流灌注分布不均匀，符合肺动脉高压改变。

13. 右心导管检查：导管径路未见异常。血氧分析：右心腔各部位血氧饱和度未见明显差异，Qp 3.37L/min，Qs 3.42L/min，Qp/Qs=0.99。压力测定：右心房压 8/5/5mmHg，右心室压 68/9/12mmHg，肺动脉压 70/42/52mmHg；PAWP 13/11/10mmHg，CI 2.35L/（min·m^2），TPR 15.44WU，PVR 12.46WU。

14. 肺功能检查：FEV$_1$ 占预计值 89%，FVC 占预计值 91%，FEV$_1$/FVC 占预计值 80.4%。DLCO 占预计值 35%。提示通气功能无明显异常，肺弥散功能重度障碍。

15. 心肺运动试验：心电图运动试验阴性；重度运动受限，Peak VO$_2$ 4ml/（min·kg）（达预计值 10%）。

【诊断】

①先天性心脏病。②经皮房间隔缺损封堵术后。③心脏扩大。④三尖瓣中度关闭不全。⑤肺动脉高压。⑥心功能Ⅱ级（WHO 分级）。

【诊治经过】

患者为中年男性，活动后胸闷气短 6 个月，房间隔缺损封堵术后 1 月余入院。X 线胸片结果提示肺动脉高压可能性大。患者的病史、症状、体征及超声心动图结果未提示明显的左心疾病，初步排除左心疾病相关肺动脉高压。患者无肺部疾病相关病史及典型的肺气肿表现，可以排除低氧或肺部疾病相关肺动脉高压。患者无肺栓塞和肺血管狭窄相关病史，肺通气/灌注显像无不匹配性灌注缺损，排除肺动脉阻塞疾病相关肺动脉高压。

为明确肺动脉高压诊断及血流动力学分型，对患者进行了右心导管检查。结果显示肺动脉平均压 52mmHg，PAWP 10mmHg，PVR 12.46WU，符合毛细血管前性肺动脉高压。PAH（第一大类）可能性大。考虑到患者术前房间隔缺损直径大小为 18mm 并存在重度肺动脉高压，房间隔缺损大小与肺动脉高压程度不匹配，分流可能并不是导致患者发生肺动脉高压的主要原因。针对 PAH 病因、毒物、结缔组织疾病、门静脉高压、HIV 等各项检查均无异常。根据患者的各项检查结果，予以地高辛、螺内酯、呋塞米等强心、利尿基础治疗。评估 PAH 危险分层为中危，给予马昔腾坦 + 利奥西呱双联靶向药物治疗。

【疾病介绍】

CHD-PAH 是我国 PAH 最常见的原因，在临床上分为艾森门格综合征、体 - 肺分流相关 PAH、PAH 合并小缺损和术后 PAH 四类，其中小心脏缺损通常指超声心动图评估的室间隔缺损直径 < 1cm、房间隔缺损直径 < 2cm。艾森门格综合征和 PAH 合并小缺损的患者是缺损修补手术的禁忌。本例患者的房间隔缺损直径为 18mm，属于小心脏缺损，这提示缺损本身可能并不是导致 PAH 的主要原因。PAH 合并小缺损的临床表现与 IPAH 相似，修复缺损是禁忌证。本例患者接受了房间隔缺损封堵术，但术后肺动脉压力无明显下降也可能提示并不是心脏缺损导致了 PAH 发生。

CHD 引起 PAH 的主要因素有缺损大小、分流水平、手术年龄和缺氧程度等，ASD 不同于室间隔缺损和动脉导管未闭，其仅增加肺循环的容量负荷，与室间隔缺损造成的高压、高流量状态及动脉导管未闭直接分流至肺动脉导致肺动脉压力显著升高明显不同，发生 PAH 的概率仅为 16% ～ 18%。因此，小型 ASD 究竟是由于左向右分流引起的 PAH 还是特发性 PAH 与 ASD 合并存在，目前尚存在较大争议。近年来的研究多数认为遗传背景或其他危险因素和小缺损的叠加存在最终导致了 PAH 的发生。在 CHD-PAH 患者中，*BMPR2* 突变的检出率与特发性 PAH 基本相同，可达 20%。也有研究认为 *SOX17*、*TBX4* 等基因与 CHD-PAH 的发病相关。

PAH 合并小缺损的患者应当接受靶向药物治疗，缺损修补手术或介入封堵是禁忌，关闭缺损可能会对这类患者的预后带来不利影响。伴有微小缺损的 PAH 患者 15 年存活率为 66%，而特发性 PAH 的 15 年存活率为 38%。这提示对于肺血管阻力显著增加和右心室衰竭的晚期 PAH 患者，小缺损可能通过右向左的分流使右心室压力减低，增加左心室前负荷和心排血量。这也是推荐重度特发性 PAH 患者行房间隔球囊造口术的理论基础。

因此，在关闭缺损之前需结合多种检查对 CHD 分流产生的影响进行综合评估，如通过超声心动图和右心导管检查的 Qp/Qs 数值衡量缺损的直径和分流量大小，并结合右心导管检查的血流动力学结果，判断肺动脉压力的升高程度是否与缺损的大小相符。如果肺动脉压力显著升高而与缺损的直径和分流量不符，则需要考虑是否合并特发性 PAH 或其他疾病的可能，以免盲目关闭缺损影响患者预后。

【病例点评】

本例患者是活动后胸闷气短 6 个月，ASD 介入封堵术后 1 月余入院。患者房间隔缺损的直径较小，且术后肺动脉压无明显下降，是否应该进行房间隔缺损介入封堵术值得商榷。PAH 合并小缺损临床表现与特发性 PAH 相似，缺损本身可能并不是导致肺动脉压力升高的主要原因，因此通常是修复缺损的禁忌。目前对于 PAH 合并小缺损发生的机制存在争议，多数认为小的心脏缺损与导致肺血管易感性增加的危险因素同时存在可能会导致疾病的发生。因此对于小缺损合并 PAH 患者，PAH 病因的筛查尤为重要，务必进行全面的化验检查以除外其他病变所致 PH，必要时行基因检测以确定患者是否为特发性 PAH。

此外，关闭缺损前需要通过超声心动图和右心导管等检查仔细评估缺损与 PAH 的关系，判断肺动脉压力的升高程度是否与缺损的大小相符。如果缺损的直径和分流量不足以解释升高的肺动脉压力，则需要考虑是否合并其他疾病，并慎重考虑封堵的可行性。

（罗　勤　李思聪）

参 考 文 献

[1] Liu D, Liu Q Q, Guan L H, et al. BMPR2 mutation is a potential predisposing genetic risk factor for congenital heart disease associated pulmonary vascular disease. Int J Cardiol, 2016, 211: 132-136.

[2] Zhu N, Welch C L, Wang J Y, et al. Rare variants in SOX17 are associated with pulmonary arterial hypertension with congenital heart disease. Genome Med, 2018, 10(1): 56.

[3] Zhu N, Gonzaga-Jauregui C, Welch C L, et al. Exome sequencing in children with pulmonary arterial hypertension demonstrates differences compared with adults. Circ Genom Precis Med, 2018, 11(4): e001887.

[4] Manes A, Palazzini M, Leci E, et al. Current era survival of patients with pulmonary arterial hypertension associated with congenital heart disease: a comparison between clinical subgroups. Eur Heart J, 2014, 35(11): 716-724.

[5] Siddiqui I, Rajagopal S, Brucker A, et al. Clinical and echocardiographic predictors of outcomes in patients with pulmonary hypertension. Am J Cardiol, 2018, 122(5): 872-878.

病例 9. 结缔组织病相关性肺动脉高压

【病史简介】

患者女，27岁。主因"活动时乏力1年余"于2022年3月就诊。

现病史：1年前患者出现活动时乏力，无头晕、黑矇，无咳嗽、咳痰、咯血，于当地医院行超声心动图显示"肺动脉高压"，当地医院先后给予"马昔腾坦、安立生坦"及强心、利尿等治疗，症状好转后自行停用"马昔腾坦、安立生坦"等药物。2021年12月因活动时气短、乏力就诊，查血常规：白细胞 5.43×10^9/L，血小板 84×10^9/L，血红蛋白142g/L。NT-proBNP 5629pg/ml。红细胞沉降率26mm/h。C3 0.74g/L，C4 0.118g/L。自身免疫抗体：类风湿因子507U/ml，抗核抗体374AU/ml，狼疮抗凝物1.25，ds-DNA阴性，抗SSA抗体246AU/ml，抗SSB抗体374AU/ml，抗Ro-52抗体251AU/ml。尿常规：尿白细胞13个/HPF，亚硝酸阴性，尿蛋白阴性，无血尿，无管型尿。超声心动图显示：左心房前后径23mm，左心室舒张末期前后径23mm，左室射血分数72%，右心室前后径32mm，三尖瓣环收缩期位移13mm，估测肺动脉收缩压约94mmHg，平均压＞38mmHg。肺动脉高压（重度），右心扩大，右心室收缩功能减退，三尖瓣中重度反流，少量心包积液。诊断考虑结缔组织相关肺动脉高压（CTD-PH），危险分层为高危，给予马昔腾坦10mg qd、西地那非20mg tid、曲前列尼尔20ng/（kg·min）皮下泵入三联靶向药物治疗。进一步就诊于外院风湿免疫科诊断为系统性红斑狼疮，加用醋酸泼尼松龙片20mg qd（逐渐减量）、吗替麦考酚酯0.5g bid治疗。2022年3月因活动时气短再次就诊本院，以"肺动脉高压"收入本科住院治疗。自发病以来，患者精神、饮食、睡眠一般，大小便正常，体重无明显增减。

既往史：否认高血压、糖尿病、高脂血症史；否认肝炎、结核病史；否认其他手术史；否认过敏史；否认输血史，预防接种史不详。

个人史：否认吸烟、饮酒史，无疫区疫水接触史，否认粉尘、化学物质及放射性物质接触史。

家族史：父亲体健，母亲患有糖尿病，1兄体健。

【体格检查】

体温36.3℃，脉搏86次/分，呼吸18次/分，血压106/72mmHg。发育正常，神清语利，查体合作。双肺呼吸音清晰，未闻及干、湿啰音。心界扩大，心音有力，P_2亢进，心率86次/分，律齐，各瓣膜听诊区未闻及病理性杂音。腹软，肝脾未触及，双下肢无水肿。

【辅助检查】

1. 血常规：白细胞 10.14×10^9/L，血红蛋白123g/L，血小板 289×10^9/L。

2. 凝血：凝血酶原时间 12.7 秒，活化部分凝血酶时间 35.5 秒，D- 二聚体 0.26μg/ml，纤维蛋白原降解产物 2.50μg/ml。

3. NT-proBNP 81.4pg/ml。

4. 血生化：白蛋白 42.5g/L，丙氨酸转氨酶 12U/L，天冬氨酸转氨酶 22U/L，总胆红素 6.03μmol/L，直接胆红素 2.22μmol/L，血糖 4.15mmol/L，肌酐 68.80μmol/L，尿酸 281.47μmol/L，三酰甘油 1.06mmol/L，总胆固醇 4.79mmol/L，高密度脂蛋白胆固醇 1.89mmol/L，低密度脂蛋白胆固醇 2.45mmol/L。

5. 自身免疫抗体：狼疮抗凝物、抗心磷脂抗体、抗 $β_2$ 糖蛋白抗体均阴性。

6. 血清 C3 0.879g/L，C4 0.142g/L，红细胞沉降率 18mm/h。

7. 尿常规：尿白细胞 41 个 /HPF，亚硝酸盐阴性，尿蛋白阴性，无血尿，无管型尿。

8. 心电图：窦性心律，心率 83 次 / 分，V_1 导联 R/S > 1。

9. X 线胸片：双肺门动脉扩张，周围纹理稀疏，主动脉结不宽；肺动脉段凸出；心脏各房室不大；心胸比 0.41。

10. 超声心动图：左心房前后径 22mm，左心室舒张末期前后径 38mm，LVEF 72%，右心室前后径 30mm，三尖瓣环收缩期位移 19mm，估测肺动脉收缩压约 95mmHg，平均压 > 55mmHg。右心房、右心室扩大（右心房大小 35mm×41mm），左心室内径减小，室间隔左移，左心室呈 "D" 形。房室间隔完整。超声诊断：肺动脉高压（重度），右心扩大。

11. 肺动脉 CTA：双侧段以上肺动脉未见明确血栓栓塞征象，呈肺动脉高压改变。

12. 核素肺灌注显像：双肺放射性分布尚均匀，双肺未见肺段性放射性稀疏或缺损区。双肺血流灌注未见明显异常。

13. 心肺运动试验：轻度限制性通气功能障碍，肺弥散功能轻度障碍。心电图运动试验阴性。重度运动受限，峰值摄氧量（Peak VO_2）17.1ml/（min·kg），达预计值 38%。

14. 右心导管检查：右心房压 5/4/3mmHg，右心室压 64/-4/9mmHg，肺动脉压 65/28/42mmHg，PAWP 10/10/9mmHg，PVR 7.22 Wood Units，CI 3.81L/（min·m^2）。

15. 睡眠监测不符合睡眠呼吸暂停综合征。

16. 下肢血管超声：双下肢动脉、深静脉均未见明显异常。

17. 腹部超声：肝胆胰脾结构及血流未探及明显异常。

18. 6 分钟步行试验 425m。

【诊断】
①结缔组织病相关肺动脉高压；②慢性肺源性心脏病；③系统性红斑狼疮。

【诊治经过】
患者为青年女性，慢性病程，主要症状为活动后气短、乏力，查体神志清楚，双肺呼吸音清晰，未闻及干、湿啰音，心律齐，P_2 亢进，双下肢无明显水肿。辅助检查提示 NT-proBNP 升高，抗核抗体阳性，狼疮抗凝物升高，心肌损伤标志物和 D- 二聚体正常。X 线胸片提示肺动脉高压改变，肺动脉段凸出。超声心动图提示 LV 38mm，

RV 30mm，估测肺动脉收缩压 95mmHg，左心室收缩功能未减低。患者三尖瓣反流峰值速度为 4.6m/s（>3.4m/s），同时伴室间隔平直等间接征象，提示肺动脉高压高度可能。根据指南推荐的肺动脉高压诊断临床路径，首先根据患者超声心动图结果评估患者肺动脉高压诊断可能性。右心导管检查提示平均 PAP 42mmHg，PAWP 9mmHg，PVR 7.22WU，故可诊断毛细血管前性肺动脉高压。

1. **肺动脉高压的诊治** 进一步排除肺动脉高压继发性原因：①该患者病程中虽无明显脱发、口腔溃疡、光过敏等表现，但患者多种自身免疫抗体阳性，应除外动脉型肺动脉高压（PAH）相关疾病，该患者经右心导管确诊肺动脉高压，其血流动力学为毛细血管前性肺动脉高压，符合 PAH 的血流动力学特征。患者无 PAH 家族史，无特殊药物、毒物接触及服用史。HIV 阴性，腹部超声未见门静脉高压、血吸虫病肝脏表现。患者自身免疫检查提示抗核抗体阳性，狼疮抗凝物水平升高，故考虑结缔组织疾病相关肺动脉高压可能性大。②筛查左心疾病所致肺动脉高压，该患者既往无心力衰竭、左心瓣膜性疾病，无血脂异常、心房颤动等左心疾病相关肺动脉高压的危险因素。同时患者的右心导管检查提示 PAWP<15mmHg，考虑左心疾病相关肺动脉高压可能性小。③筛查肺部疾病和（或）缺氧所致肺动脉高压：患者既往无慢性阻塞性肺疾病、间质性肺病、其他限制性和阻塞性混合型肺部疾病、睡眠呼吸障碍与肺泡低通气、慢性高原暴露相关病史，胸部 CT 未见典型肺气肿表现，股动脉血氧饱和度 99%，考虑肺部疾病/缺氧相关肺动脉高压可能性不大。④筛查肺动脉阻塞所致肺动脉高压：患者发病前无肺栓塞病史，凝血象及 D-二聚体无异常，肺动脉 CT 提示双侧段以上肺动脉充盈良好，未见肺动脉狭窄和栓塞征象。肺灌注显像未见明显异常。故暂不考虑肺动脉阻塞所致肺动脉高压。⑤筛查肺动脉高压的罕见或少见病因：患者既往无慢性溶血性贫血、骨髓增殖性疾病等明确血液系统疾病。患者既往无结节病、肺朗格汉斯细胞组织细胞增生症、神经纤维瘤病、糖原贮积症、戈谢病、慢性肾功能不全、纤维性纵隔炎等疾病，故暂不考虑该病。

该患者 2021 年 12 月就诊时 NT-proBNP 5629pg/ml，WHO 心功能分级Ⅲ级，根据临床路径推荐的 PAH 基线危险分层为高危，给予马昔腾坦 10mg qd、西地那非 20mg tid、曲前列尼尔 20ng/（kg·min）皮下泵入及利尿、强心等药物治疗。2022 年 3 月复查 NT-proBNP 81.4pg/ml，WHO 心功能分级Ⅱ级，6 分钟步行距离 425m，CI 3.81L/（min·m²），RAP<8mmHg。PAH 危险分层由高危降为低危，考虑治疗有效，继续给予上述三联靶向药物及强心、利尿、氧疗等对症支持治疗。NT-proBNP 50.5pg/ml。WHO 心功能分级Ⅱ级。超声心动图：左心房前后径 27mm，左心室舒张末期前后径 37mm，LVEF 64%，右心室前后径 30mm，肺动脉收缩压 74mmHg，平均压>34mmHg，肺动脉高压（重度），右心增大。根据临床路径推荐的 PAH 随访危险分层为低危，结合患者意愿，停用曲前列尼尔，改用司来帕格片 0.2mg bid 治疗。出院后患者规律服用马昔腾坦 10mg qd、西地那非 20mg tid、司来帕格逐渐加量至 0.8mg bid。2022 年 8 月复查 6 分钟步行距离 585m。NT-proBNP 51.1pg/ml。WHO 心功能分级Ⅱ级。根据临床路径推荐的 PAH 随访危险分层为低危。此后患者规律服用马昔腾坦 10mg qd、西地那非 20mg tid、司来帕格 0.8mg bid 并定期复查，随访至 2023 年 12 月维持在低危状态。

2.系统性红斑狼疮的诊治 患者病程中无明显脱发、口腔溃疡、光过敏等表现，但患者多种自身免疫抗体阳性。根据 2019 年欧洲抗风湿病联盟系统性红斑狼疮（EULARSLE）治疗指南推荐低疾病活动状态的标准为 SLEDAI ≤ 4 分，泼尼松 ≤ 7.5mg/d，可以使用抗疟药及可耐受的稳定剂量的免疫抑制剂。2023 年 EULARSLE 更新指南建议将糖皮质激素的推荐维持剂量从 7.5mg/d 以下（泼尼松剂量）降至 5mg/d 以下。该患者 2021 年 12 月就诊时 PLT 84×10^9/L，C3、C4 水平降低，尿白细胞 > 5 个 /HPF，SLE 疾病活动指数（SLEDAI）为 6 分。给予醋酸泼尼松龙片 20mg qd（逐渐减量）、吗替麦考酚酯 0.5g bid 治疗。3 个月后复查 PLT 289×10^9/L，C3、C4 水平正常，尿白细胞 41 个 /HPF。SLEDAI 为 2 分。出院后规律用药：醋酸泼尼松龙片逐渐减量至 5mg qd、吗替麦考酚酯 0.5g bid 长期维持治疗。随访至 2023 年 12 月复查评估 SLEDAI 为 0 分。综上，该患者经激素及免疫抑制剂规范治疗后，原发疾病维持在低活动状态。

【疾病介绍】

结缔组织疾病（CTD）是 PAH 的主要病因之一（约占 25%），且多种常见 CTD 均可发病，包括系统性硬化病、混合性 CTD、SLE、原发性干燥综合征、炎性肌病等。在我国，SLE、原发性干燥综合征及系统性硬化病分别为最常见的三种 CTD-PAH。PAH 无特异临床表现，早期症状隐匿。超声心动图是 PAH 的初筛手段，任何疑诊 PAH 的患者均应完善。右心导管检查（RHC）则为诊断金标准：在海平面、静息状态下，RHC 测得 mPAP > 20mmHg，PAWP ≤ 15mmHg，PVR > 2WU 可诊断 PAH。同时，应完善 BNP 或 NT-proBNP、6 分钟步行试验、WHO 心脏功能评估等检查以明确 PAH 的危险分层。初诊患者还应完善肺 / 肺血管相关评估除外其他类型的肺动脉高压。CTD-PAH 为有病因的 PAH，应积极追求 CTD 病情的持续缓解。强化免疫抑制治疗为主要原则。具体到每例患者，应根据其具体疾病类型、疾病活动程度、其他脏器受累等综合判断，拟定个体化治疗方案。CTD-PAH 患者的靶向药物治疗应结合 PAH 危险分层，并在规律随访过程中调整方案，以尽快实现低风险状态并长期维持。PAH 患者减停靶向药物时需谨慎。总之，CTD 相关 PAH 的治疗原则是早期、个体化治疗，实现 PH 和免疫疾病的双达标，最大程度地延缓疾病进展，降低器官损害，最终延长患者生存期，提高生活质量，改善预后。治疗目标应是 CTD 和 PAH "双重达标"。

【病例点评】

本病例详述了一位 27 岁女性患者因活动时乏力就诊，患者无明显脱发、溃疡、关节炎、肌炎等典型 SLE 表现。经一系列详细的检查和评估，包括超声心动图、实验室检查（自身免疫抗体等）、心电图、胸部 X 线片、CT 血管造影、肺功能检查及右心导管检查等，最终诊断为 CTD-PAH，并实现双重达标治疗的全过程。PAH 是 CTD 是患者主要的并发症之一，其特征为内皮功能障碍及炎症反应引起的肺血管重构及肺血管阻力增加，最终导致肺动脉高压，早期发现和治疗至关重要。诊断主要包括临床诊断 CTD，以及经右心导管检查确诊的毛细血管前性肺动脉高压。CTD-PH 的治疗策略主要为"双重达标治疗",包括 PAH 的治疗和 CTD 的治疗。针对 CTD 的评估,首先需要确定原发病是否活动,脏器受累是否存在可逆性,应针对不同风湿病进行全面评估。CTD 病情活动性的评估目前主要依据各 CTD 公认的整体活动性评估体系和针对主要受累器官的评分方法,如系统性硬化症(SSc)患者的皮肤改良 Rodnan 评分、系统性红斑狼疮疾病活动指数(SLEDAI)和干燥综合征(SS)的欧洲抗风湿病联盟疾病活动度指数(ESSDAI)。因目前尚无单独指标能准确判断 PAH 病情和评估预后,故需综合多个临床指标进行评估。国际多项前瞻性多中心队列研究均已证实,危险分层量表能够很好地预测 PAH 患者的转归,并且该量表被研究证实同样适用于 CTD-PAH 患者群体。CTD-PAH 患者在规律随访过程中,应不断修订其风险等级并据此调整治疗方案,争取让患者尽早达到低危风险层,从而改善其长期预后。

(赵 青 王一佳)

参 考 文 献

[1] 罗勤. 中国肺动脉高压诊治临床路径. 中国循环杂志, 2023, 38(7): 691-703.

[2] Fanouriakis A, Kostopoulou M, Alunno A, et al. 2019 update of the EULAR recommendations for the management of systemic lupus erythematosus. Ann Rheum Dis, 2019, 78(6): 736-745.

[3] Fanouriakis A, Kostopoulou M, Andersen J, et al. EULAR recommendations for the management of systemic lupus erythematosus: 2023 update. Ann Rheum Dis, 2024, 83(1): 15-29.

[4] 张晓, 赵久良, 丁峰, 等. 结缔组织病相关肺动脉高压诊疗规范. 中华内科杂志, 2022, 61(11): 1206-1216.

[5] Humbert M, Kovacs G, Hoeper MM, et al. 2022 ESC/ERS Guidelines for the diagnosis and treatment of pulmonary hypertension. Eur Respir J, 2023, 61(1): 2200879.

[6] Zhao JL, Wang Q, Deng XY, et al. The treatment strategy of connective tissue disease associated pulmonary arterial hypertension: Evolving into the future. Pharmacol Ther, 2022, 239: 108192.

病例 10. 门体静脉分流相关性肺动脉高压

【病史简介】

患者女，38岁。主因"间断胸闷、气短7年余，加重6个月"于2012年8月30日入院。

现病史：患者自2005年开始于活动时出现胸闷、气短，活动时明显（上3层楼时可发作），休息数分钟可缓解，无胸痛、咯血，无头晕、黑矇、晕厥等，未予以重视未诊治。2009年12月上述症状反复发作，就诊于太原市某医院，完善心脏超声示肺动脉高压（轻度），三尖瓣关闭不全（轻度），心功能未见明显异常。胸部CT未见明显异常。双下肢血管超声示双下肢动脉粥样硬化伴右股动脉小斑块形成，双下肢静脉未见明显异常。肺通气+肺灌注显像未见明显异常。给予药物治疗（具体不详），未规律用药。2012年2月以来患者活动后胸闷、气短加重，夜间睡眠偶有憋醒，易感冒、常伴咳嗽。2012年6月发作一次睡眠中胸闷、咯血（量少，色鲜红）。2012年8月外院查X线胸片提示肺淤血（具体不详），为进一步诊治门诊以"胸闷待查，肺动脉高压？"收入本科。患者发病以来，精神稍差，睡眠差，饮食、大小便正常，体重无明显变化。

既往史：既往体健。

个人史：无过敏史，否认吸烟、饮酒史，无疫区疫水接触史，否认粉尘、化学物质及放射性物质接触史。

家族史：母亲体健，父亲患高血压、糖尿病、高脂血症。1兄1弟身体健康。

【体格检查】

体温36.2℃，脉搏79次/分，呼吸15次/分，血压110/80mmHg。发育正常，神清语利，查体合作。眼睑无水肿，球结膜无水肿，巩膜无黄染，瞳孔等大等圆。无口唇发绀。甲状腺无肿大，无颈静脉怒张，无颈部血管杂音。双肺呼吸音清晰，未闻及两肺啰音。心前区无隆起，心尖搏动位于第5肋间左锁骨中线内侧0.5cm，强度及范围无明显异常，未触及震颤，心脏浊音界正常。心律齐，心率79次/分，无心包摩擦音。心音正常，P_2 亢进，未闻及心脏杂音。腹平软，无压痛、反跳痛，肠鸣音4次/分，肝脾未触及，肝颈静脉回流征阴性。双下肢无水肿。

【辅助检查】

1. 血常规：白细胞 $5.29×10^9/L$，中性粒细胞 $2.60×10^9/L$，血红蛋白155g/L，血小板 $156×10^9/L$。

2. 凝血：凝血酶原时间14.3秒，活化部分凝血酶时间41秒，D-二聚体0.46μg/ml，纤维蛋白原降解产物0.92μg/ml。

3. 血生化：白蛋白37.9g/L，丙氨酸转氨酶23U/L，天冬氨酸转氨酶27U/L，总胆红素36.5μmol/L，直接胆红素7.7μmol/L，血糖3.66mmol/L，肌酐57.71μmol/L，尿

素氮 4.19mmol/L，尿酸 232.64μmol/L，三酰甘油 0.49mmol/L，总胆固醇 4.24mmol/L，高密度脂蛋白胆固醇 1.88mmol/L，低密度脂蛋白胆固醇 2.47mmol/L。

4. NT-proBNP 1033.9 pg/ml。

5. 自身免疫抗体无异常。

6. 6 分钟步行试验 546m。

7. 血气分析：pH 7.405，PO_2 94.2mmHg，PCO_2 33.00mmHg，SaO_2 97.3%。

8. 心电图：窦性心律，心率 79 次 / 分，V_1 导联 R/S > 1。

9. X 线胸片：双肺纹理增重，肺门动脉扩张，主动脉结不宽，肺动脉段轻凸，心影不大，心胸比 0.46。提示肺动脉高压可能大。

10. 超声心动图：左心房前后径 31mm，左心室舒张末期前后径 40mm，LVEF 76%；右心室前后径 21mm；右心轻大，左心内径在正常范围，室间隔及左右心室壁厚度正常，运动协调，收缩幅度正常。房间隔卵圆孔处回声分离。室间隔延续完整。二尖瓣微少量反流，三尖瓣微少量反流，估测肺动脉收缩压 51mmHg。主肺动脉直径 28mm，肺动脉少量反流，肺动脉瓣舒张期反流速度 3.0m/s，估测肺动脉平均压约 46mmHg。房水平少量左向右分流。肺动脉高压，卵圆孔未闭。

11. 下肢深静脉超声无明显异常。

12. 肺动脉 CT：主肺动脉、左右肺动脉增宽，管径分别为 36mm、32mm、26mm（同水平升、降主动脉管径分别为 29mm、21mm），段以上肺动脉未见充盈缺损，段以下肺动脉分支稀疏、细小。右心室增大，横径 50mm（左心室横径 45mm）。左肺上叶尖段脊柱旁及下叶基底部可见肺大疱，双肺未见渗出或实变，双侧胸腔未见积液。

13. 核素肺灌注扫描未见明显异常。

14. 右心导管检查：导管径路未见异常。肺动脉高压，肺动脉压 60/36/46mmHg，右心房压 5/7/5mmHg，右心室压 60/-1/5mmHg，急性血管反应性试验阴性。

15. 呼吸功能＋心肺运动试验：静息状态下通气功能未见异常，弥散功能轻度下降。心电图运动试验阴性；中度运动受限。

【诊治经过】

患者为青年女性，慢性病程，表现为活动时出现胸闷、气短、活动耐量下降；P_2 亢进；NT-proBNP 升高；X 线胸片可见肺门动脉扩张，肺动脉段轻凸，初步疑诊为肺动脉高压。依据《中国肺动脉高压诊治临床路径》的推荐流程，首先通过心脏超声评估，患者三尖瓣反流峰值速度为 3.2m/s（2.9 ~ 3.4m/s），同时存在右心增大，主肺动脉直径 28mm（> 25mm），肺动脉少量反流，肺动脉瓣舒张期反流速度 3.0m/s（> 2.0m/s）提示肺动脉高压高度可能。进一步行右心导管检查以明确肺动脉高压，结果显示平均 PAP 为 46mmHg，符合肺动脉高压的诊断标准。

进一步排除肺动脉高压的继发性因素，考虑到左心疾病（第二类）及低氧或肺部疾病（第三类）是肺动脉高压最常见的原因，需首先除外。患者无冠心病、高血压、糖尿病、肥胖、心房颤动、心脏瓣膜疾病等左心疾病的危险因素和病史，夜间能平卧，无夜间阵发性呼吸困难等，缺乏左心衰竭证据。此外，超声心动图未发现明显的左心结构和功能异常，因此，可排除由左心疾病所致的肺动脉高压（第二类）。患者血氧饱和度正常，呼吸功能提示通气功能正常，胸部 CT 未见明显异常，睡眠呼吸监测未提示呼吸暂停，亦不考虑低氧 / 肺病所致肺动脉高压（第三类）。其次要排除肺动脉阻塞疾病（第四类），再考虑动脉型肺动脉高压（第一类）及其病因。肺动脉未见栓塞征象，亦未见明显管腔狭窄、闭塞性改变，核素肺灌注显像提示双肺血流灌注分布不均匀，但未见成肺段性的放射性缺损区域，因此，也除外肺动脉阻塞所致肺动脉高压（第四类）的可能。患者无药物、毒物接触史；无疫水、血吸虫接触史；自身免疫抗体均为阴性；HIV 阴性；超声心动图提示卵圆孔未闭，房水平少量左向右分流。综上，考虑患者主要诊断为"特发性肺动脉高压（IPAH）"，治疗方案予靶向药物西地那非 25mg tid 改善肺动脉高压，托拉塞米 5mg qd、螺内酯 20mg qd 利尿减轻心脏负荷等药物治疗，症状逐渐好转。出院后患者规律用药并定期复查 NT-proBNP、6 分钟步行试验、心脏超声等，根据 PAH 随访危险分层患者维持在低危状态。2021 年 8 月复查 NT-proBNP 45.1pg/ml。右心导管检查提示导管路径未见异常，血气分析血氧饱和度未见异常，无异常分流。右心房压 11/7/5mmHg，右心室压 46/-1/9mmHg，肺动脉压 45/19/30mmHg，肺动脉楔压（PAWP）13/13/12mmHg。肺血管阻力 3.08WU。靶向药物治疗方案调整为西地那非 25mg tid 联合司来帕格 1.6mg bid 口服治疗，进一步改善肺动脉高压并维持至低危状态。

2023 年 7 月复查：NT-proBNP 75.8pg/ml。丙氨酸转氨酶 13U/L，天冬氨酸转氨酶 21U/L，总胆红素 20.04μmol/L，直接胆红素 7.58μmol/L。6 分钟步行试验 540m。WHO 心功能分级 Ⅱ级。完善腹部增强 CT 提示下腔静脉肝段及穿膈段狭窄，左侧腹膜后两支静脉显影，远段相互融合，存在门体分流。动脉期肝内门静脉提前显影，不除外存在动静脉畸形（肝动脉 - 门静脉）可能。肝左叶血管瘤可能（图 10-1）。考虑诊断为门体静脉分流相关性肺动脉高压。肺动脉高压危险分层为低危，给予安立生坦 5mg qd、司来帕格 1.6mg bid 双联靶向药物治疗。患者后于外院行介入治疗关闭分流，术后恢复良好。

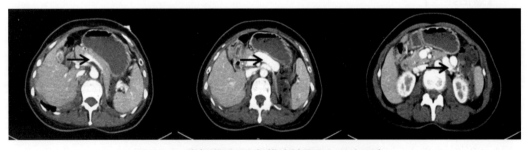

图 10-1　腹部增强 CT 扫描连续层面（从左至右）

【疾病介绍】

先天性门体静脉分流（CPSVS）是一种非常罕见的门静脉发育畸形，根据其解剖特征分为肝内型和肝外型两大类。肝外型又称 Abernethy 畸形，分为 Ⅰ 型 Abernethy

畸形，即门静脉缺如，主要治疗方法是肝移植；Ⅱ型 Abernethy 畸形，有肝内门静脉分支或有发育不全的肝内门静脉分支，其治疗方法是采用外科手术或血管内手段封堵分流道。肝内门体分流畸形分为 5 种亚型：Ⅰ型最常见，为门静脉右支与下腔静脉（IVC）交通；Ⅱ型为肝段局限性单发，或多发门静脉 - IVC 交通；Ⅲ型为肝内门体分流通过静脉瘤交通；Ⅳ型为周围肝段多发门静脉 -IVC 交通；Ⅴ型为静脉导管未闭。

CPSVS 临床症状多样，并与年龄相关，主要包括新生儿胆汁淤积、门体分流性脑病、肝肿瘤、肺动脉高压或肝肺综合征。超声可发现部分患者的门静脉走行异常。通常情况下肝血流量及氧供来自于门静脉，由于全部或部分门静脉血流不经过肝循环，患者的肝存在一定程度的缺血缺氧及营养因子缺乏，通常表现为高结合胆红素血症、肝酶升高和凝血功能异常。此类患者中肝良性肿瘤常见，其类型包括局灶性结节性增生、腺瘤、血管瘤等。非手术治疗包括强心、利尿、氧疗等一般治疗，以及肺动脉高压靶向治疗。手术治疗主要包括肝移植术、外科手术结扎分流或介入栓塞关闭分流等。在手术适应证选择方面，肝移植术不一定能逆转肺动脉高压，中重度肺动脉高压是肝移植的相对禁忌证。研究显示术前平均肺动脉压 < 35mmHg 且肺血管阻力 < 400dynes·sec/cm^5 的患者，手术成功率较高。对于Ⅰ型 Abernethy 畸形（门静脉缺如患者），肝移植是主要治疗方法，能够显著改善患者预后。

【病例点评】

该患者的症状起始于 10 年前，最初被诊断为 IPAH，先后经过单药、双联靶向药物治疗后效果良好，规律用药并随诊患者维持在低危状态。最终经过一系列详细的检查和评估，包括超声心动图、实验室检查、心电图、胸部 X 线、CT 血管造影、肺功能检查、腹部增强 CT 及右心导管检查等，最终确诊为门体静脉分流相关性肺动脉高压。

CPSVS 病理机制涉及肺血流量增加、血管收缩、内皮细胞增生导致的血管重塑及血管活性物质水平失调等多种因素。CPSVS 相关 PAH 的诊断标准包括临床诊断门体分流及经右心导管检查确诊的毛细血管前性肺动脉高压。治疗策略主要包括药物治疗和手术治疗。药物治疗可采用利尿、氧疗等一般治疗及靶向药物治疗，如 5 型磷酸二酯酶抑制剂、前列环素类似物、内皮素受体拮抗剂等，以改善血流动力学状态，减轻症状。

综上，CPSVS 累及肺血管，具有学科交叉性，且临床过程隐匿，早期易漏诊。对于 CPSVS 的严重程度评估，应兼顾肝功能指标和心肺血管指标。本例患者的治疗包括控制心力衰竭的对症治疗，靶向药物治疗改善肺动脉高压。此外，肝移植、外科手术、介入栓塞术关闭分流等手术治疗有望从根本上解决 CPSVS，延缓疾病进展。总之，此病例强调了对 CPSVS 的早期识别与管理，在实践中提高对 CPSVS 的认识程度，重视超声心动图在筛查肺动脉高压、评价右心功能方面的作用。早期识别和干预，以期改善患者的生活质量。

（赵 青 王一佳）

参 考 文 献

[1] 罗勤. 中国肺动脉高压诊治临床路径. 中国循环杂志, 2023, 38(7):691-703.

[2] Hervé P, Lebrec D, Brenot F, et al. Pulmonary vascular disorders in portal hypertension. Eur Respir J, 1998, 11(5):1153-1166.

[3] Miot-Noirault E, Faure L, Guichard Y, et al. Scintigraphic in vivo assessment of the development of pulmonary intravascular macrophages in liver disease: experimental study in rats with biliary cirrhosis. Chest, 2001, 120(3):941-947.

[4] 尹强, 彭宇明, 季春宜, 等. 以肺动脉高压为首发症状的先天性肝内门体分流Ⅴ型静脉导管未闭诊疗经验. 临床小儿外科杂志, 2022, 21(3):283-287.

[5] AbuHalimeh B, Krowka MJ, Tonelli AR. Treatment barriers in portopulmonary hypertension. Hepatology, 2019, 69(1):431-443.

[6] Cosardereliloglu C, Cosar AM, Gurakar M, et al. Portopulmonary hypertension and liver transplant: recent review of the literature. Exp Clin Transplant, 2016, 14(2):113-120.

[7] Uike K, Nagata H, Hirata Y, et al. Effective shunt closure for pulmonary hypertension and liver dysfunction in congenital portosystemic venous shunt. Pediatr Pulmonol, 2018, 53(4):505-511.

病例 11. 肝移植前肺动脉高压

【病史简介】

患者女，54 岁。因"活动后胸闷气促 2 年，加重伴双下肢水肿 1 个月"于 2020 年 9 月 4 日入院。

现病史：患者 2 年前开始出现活动后胸闷、气促，爬 2 层楼即出现上述症状，不伴明显胸痛、头晕、头痛、晕厥、呕血、黑粪、视物模糊等，至当地医院就诊，考虑"过敏性哮喘"，给予"中药"治疗 1 周后症状无明显变化，近 2 年来自觉活动耐量逐渐下降，未予以重视；1 个月前自觉胸闷气促症状加重，步行约 100m 即可出现，开始出现双下肢对称性凹陷性水肿，行动困难，夜间尚能平卧，无阵发性呼吸困难，至当地医院就诊，超声心动图示：右心室 33mm，三尖瓣重度反流，估测肺动脉收缩压 91mmHg，考虑肺动脉高压，给予"利尿剂、西地那非"等治疗。患者自觉症状未见明显好转，为求进一步诊治，门诊以"肺动脉高压"收入院。自发病以来，患者睡眠欠佳，精神可，大小便正常，食欲缺乏，体重较前增加约 1kg。

既往史：否认其他心肺脑等疾病史；20 年前曾因"脾功能亢进"行脾切除术；2 年前因"子宫癌前病变"行子宫切除术；自述乙肝、丙肝等传染病史不详；否认外伤史，否认输血史。

个人史：否认吸烟史、饮酒史；否认特殊药物、毒物等接触史。

婚育史：已婚，育有 1 子，配偶及子健康。

家族史：其父因"肝病"去世；其母因"肺癌"去世。

【体格检查】

体温 36.4℃，脉搏 73 次 / 分，呼吸 12 次 / 分，血压 111/75mmHg。神志清楚，慢性肝病面容，睑结膜、甲床略苍白，皮肤巩膜轻度黄染，口唇无发绀，颈静脉充盈。心界向右扩大，心率 73 次 / 分，律齐，肺动脉瓣听诊区可闻及第二心音亢进，各瓣膜区未闻及杂音，无心包摩擦音。双肺呼吸音清晰，未闻及明显干、湿啰音，无哮鸣音。腹部稍膨隆，上腹部可见一长约 10cm 的弧形手术瘢痕，腹软，肝肋下未触及，移动性浊音阴性，双下肢轻度凹陷性水肿。生理反射存在，病理反射未引出。

【辅助检查】

1. 血常规：红细胞 4.06×10^{12}/L，血红蛋白 146g/L，白细胞计数 5.8×10^9/L，血小板 130×10^9/L。

2. 大小便常规无明显异常。

3. 血生化：ALB 28.3g/L，ALT 23U/L，AST 44U/L，LDH 340U/L，GGT 20U/L，Tbil 35.73μmol/L，Dbil 15.43μmol/L；Cr 62.54μmol/L，BUN 4.9mmol/L，UA

311.42μmol/L；TG 0.44mmol/L，CHOL 3.26mmol/L，LDL-C 1.62mmol/L，HDL-C 1.37mmol/L；Glu 4.47mmol/L。

4. 凝血功能：PT 14.7 秒，APTT 39 秒，PTA 80%，FDP 2.5μg/ml；凝血因子：FⅡ、FⅦ、FⅩ、FⅪ因子活性轻度降低；易栓三项：PC 52%，PS 55.2%，ATⅢ 59%，D-二聚体 0.36ng/ml。

5. NT-proBNP 309pg/ml。

6. 血氨 74.1μmol/L。

7. 肝炎指标：HBsAg 2078.00COI，HBsAb < 2.00U/L，HBeAg 0.084COI，HBeAb 1.130COI，HBcAb 0.006COI。

8. 肿瘤指标、自身免疫指标（补体、ANA 及抗核抗体谱、ANCA 指标、狼疮抗凝物、抗心磷脂抗体等指标）、甲状腺功能均未见明显异常。

9. 心电图窦性心律，T 波改变。

10. 胸部 X 线：中心肺动脉扩张，外周分支相对纤细，肺动脉段饱满，右心室形态饱满；心胸比 0.52，提示肺动脉高压改变。

11. 超声心动图：右心轻大，右心室横径 42mm，右心室壁增厚；肺动脉高增宽，三尖瓣反流速度 3.6m/s，估测肺动脉收缩压 57mmHg。结论：①肺动脉高压；②右心轻大；③三尖瓣微量反流；④微量心包积液。

12. 动脉血气分析：pH 7.425，PaO_2 134.2mmHg，$PaCO_2$ 29.9mmHg，HCO_3^- 19.2mmol/L，SBE 3.9mmol/L，SaO_2 98.7%，Lac 2.05mmol/L。

13. 睡眠呼吸监测：不符合睡眠呼吸暂停综合征；无夜间低氧血症。

14. 肺动脉 CT 血管造影：双侧段以上肺动脉未见栓塞征象；未见明显血管、结构畸形。

15. 肺功能检查：通气功能未见异常，肺弥散功能轻度障碍。TLC 占预计值 90%，FEV_1 2.24L，FVC 2.58L，FEV_1/FVC 86.7%，DLCO 65%。

16. 胸腹部高分辨 CT：①肺动脉高压改变，性质待定；②左肺下叶索条影；③左肾上腺增粗，意义待定；④未见脾脏显影。

17. 腹部超声（肝、胆、脾、胰腺）：肝大小、形态正常，肝被膜欠光滑，实质回声稍粗，欠均匀。门静脉显示不清。脾切除术后状态。胆囊壁增厚。余未见异常。结论：肝实质弥漫性病变。

18. 心肺运动试验中度运动受限，Peak VO_2 11.5ml/（min·kg）（达预计值 54%）。

19. 6 分钟步行试验 423m。

20. 核素肺灌注显像：双肺放射性分布不均匀，双肺多发片状放射性分布稀疏区，未见明确呈肺段分布的异常放射性稀疏或缺损区，符合肺动脉高压改变。

21. 右心导管检查：①导管路径未见异常。②右心腔各部位血氧饱和度未见明显差异。Qp/Qs=0.89，股动脉血氧饱和度 95.7%。③压力测定：右心房压 8/6/5mmHg，右心室压 61/28/40mmHg，肺动脉压 61/28/40mmHg，肺动脉楔压（PAWP）10/9/8mmHg，肺血管阻力（PVR）6.81WU。心排血量 6.8L/min，心脏指数 3.73L/（min·m^2）；急性血管反应性试验阴性。符合毛细血管前性肺动脉高压的诊断。

【诊治经过】

患者为中年女性，慢性病程，表现为活动后胸闷气促、双下肢水肿等活动耐量下降和右心衰竭的症状；P₂ 亢进，下肢轻度凹陷性水肿；NT-proBNP 升高；X 线胸片可见"残根征"，右心房、室饱满，初步疑诊为肺动脉高压。依据《中国肺动脉高压诊治临床路径》的推荐流程，首先通过心脏超声评估，患者三尖瓣反流峰值速度为 3.6m/s（＞3.4m/s），同时存在右心室增大的间接征象，提示肺动脉高压高度可能。

在此病例中，首先需排除肺动脉高压的继发性原因，考虑到左心疾病（第二类）以及低氧或肺部疾病（第三类）是肺动脉高压最常见的原因，需要首先除外，其次要排除肺动脉阻塞疾病（第四类），再考虑动脉型肺动脉高压（第一类）及其病因。

患者无冠心病、高血压、糖尿病、肥胖、心房颤动、心脏瓣膜疾病等左心疾病的危险因素和病史，夜间能平卧，无夜间阵发性呼吸困难等，缺乏左心衰竭证据；而主要表现为活动后胸闷气促，伴颈静脉充盈、腹胀、食欲缺乏和下肢水肿等右心衰竭症状。此外，超声心动图未发现明显的左心结构和功能异常，因此，可排除由左心疾病所致的肺动脉高压（第二类）。其次，患者的血氧饱和度正常，呼吸功能提示通气功能正常，胸部 CT 未见明显异常，睡眠呼吸监测未提示呼吸暂停，亦不考虑低氧/肺病所致肺动脉高压（第三类）。肺动脉未见栓塞征象，亦未见明显管腔狭窄、闭塞性改变，核素肺灌注显像示双肺血流灌注分布不均匀，但未见呈肺段性的放射性缺损区域，因此，也除外肺动脉阻塞所致肺动脉高压（第四类）的可能。

进一步行右心导管检查，结果显示 mPAP 40mmHg，PAWP 8mmHg，PVR 6.81WU，符合毛细血管前性肺动脉高压的评估标准，血流动力学指标符合动脉型肺动脉高压（第一类）的评估标准。因此，为进一步明确动脉型肺动脉高压的病因，对患者进行如下筛查。①无药物、毒物接触史；无疫水、血吸虫接触史。②超声心动图：未见先天性心脏畸形及心内分流。③自身免疫抗体：抗核抗体谱、抗内皮细胞抗体、抗磷脂抗体谱、抗中性粒细胞胞质抗体、狼疮抗凝物，均为阴性。④ HIV 阴性。⑤"乙肝两对半"试验提示 HBV 病毒复制，提示慢性乙型病毒性肝炎，肝酶升高，肝合成功能下降（表现为低白蛋白血症、凝血因子活性下降）等，此外腹部超声和腹部 CT 均提示肝脏弥漫性改变，门静脉高压表现，符合肝硬化特征；其次患者 20 年前"脾功能亢进"亦未除外隐匿性亚临床门静脉高压相关。

综上所述，患者最终主要诊断为"门静脉高压相关性肺动脉高压；慢性肺源性心脏病（心脏扩大、WHO-FC Ⅱ级、心包积液），慢性乙型病毒性肝炎，肝硬化，脾切除术后，高胆红素血症，子宫切除术后"，治疗方案给予口服阿魏酸钠（0.1g tid）、马昔腾坦（10mg qd）、利奥西呱（1mg tid）靶向药物改善肺动脉高压；托拉塞米（20mg qd）、螺内酯（20mg qd）利尿减轻心脏负荷；恩替卡韦（0.5mg qd）口服抗病毒治疗；门冬氨酸鸟氨酸颗粒（3g tid）降血氨治疗。患者经治疗后症状逐渐好转并顺利出院。

出院后，患者规律用药并定期在门诊复诊。靶向药物治疗方案调整为马昔腾坦（10mg qd）联合司来帕格（0.2mg bid）口服治疗，进一步改善肺动脉高压并维持至低危状态。患者出院后约 1.5 年后（2022 年 2 月）复诊时，患者的活动后气短症状基本消失，运动耐力显著提升，6 分钟步行试验 447m，NT-proBNP 恢复正常，超声心动图示右心较前缩小，右心室前后径恢复至 30mm，复查右心导管示 mPAP 36mmHg，PAWP 4mmHg，PVR 6.04 WU，CI 5.05L/（min·m²）。定期随访至今，患者一般情况良好，日常活动无明显异常，回归社会并恢复正常工作和生活。

【疾病介绍】

肝硬化是多种原因引起的慢性肝病进展到末期的表现，其中失代偿期肝硬化可能导致严重并发症，甚至危及患者生命，如食管胃底静脉曲张出血、肝性脑病、肝肾综合征等。这些并发症多源于门静脉高压。测量肝静脉压力梯度是评估门静脉高压的常用方法，其中压力梯度超过 6mmHg 提示存在门静脉高压。门静脉高压的临床诊断依据需包括以下标准中的至少 2 条：①腹水；②脾大；③侧支门静脉循环形成；④胆囊壁增厚。

肝硬化引发的常见肺部并发症包括肝性胸腔积液、肝肺综合征和门静脉高压相关性肺动脉高压（PoPH）。PoPH 是肝硬化门静脉高压的一种严重血管并发症，其在门静脉高压患者中的发生率为 2%～10%，在失代偿性肝硬化和难治性腹水患者中高达 16.1%。PoPH 患者在早期常无明显的呼吸道症状，易延误诊治，预后差。因此，早期发现 PoPH 在肝硬化患者中至关重要。PoPH 主要由高血流动力学和高动力循环状态引起肺血流量增加、血管收缩和内皮细胞增生导致的肺血管重塑及阻力增加而形成。此外，血管活性物质水平失调，导致肺血管收缩和肺血管阻力升高，进而导致肺动脉高压。PoPH 的临床症状较隐匿，通常是渐进性的，随着病情发展，患者可能出现疲劳、胸痛、呼吸困难等症状。其诊断标准包括门静脉高压的临床诊断和经右心导管检查确诊的毛细血管前性肺动脉高压。

目前治疗主要包括药物靶向治疗和肝移植。轻度 PoPH（mPAP＜25mmHg）一般无症状和体征，一般不需要治疗，但需要密切监测和定期复查。而中、重度 PoPH 患者（mPAP≥35mmHg）则需根据病情积极治疗，最常用的口服药物包括内皮素受体拮抗剂（如波生坦）、5 型磷酸二酯酶抑制剂（如西地那非）和前列腺素类似物。这些药物单用或联合治疗可明显改善 PoPH 的血流动力学，内皮素受体拮抗剂还具有降低门静脉高压的有益作用。但上述靶向药物治疗并不能显著提高 PoPH 患者的生存率。肝移植是唯一可能根治 PoPH 的治疗方法，尤其适用于轻至中度 PoPH 患者，可以显著改善疾病预后。然而，重度 PoPH（mPAP≥45mmHg）患者常不适宜进行肝移植。据新近研究报道，通过对中至重度以上 PoPH 患者进行药物治疗优化后再进行肝移植，可有效改善预后。

【病例点评】

本病例详细记录了一位 54 岁女性患者因活动后胸闷气促及双下肢水肿被诊断为门静脉高压相关性肺动脉高压的全过程。患者的症状起始于两年前，最初被误诊为过敏性哮喘，未得到有效治疗。随后，患者症状逐渐加重，伴有下肢水肿，最终经过一系列详细的检查和评估，包括超声心动图、实验室检查、心电图、胸部 X 线、CT 血管造影、肺功能检查及右心导管检查等，确诊为门静脉高压相关性肺动脉高压（PoPH）。

  PoPH 是肝硬化患者一种严重的血管并发症，其特征为肝硬化和门静脉高压引起的肺血管阻力增加及肺动脉高压。这种病症在临床上较为罕见，但其预后较差，早期发现和治疗至关重要。PoPH 的病理机制涉及肺血流量增加、血管收缩、内皮细胞增生导致的血管重塑及血管活性物质水平失调等多种因素。诊断标准包括临床诊断门静脉高压及经右心导管检查确诊的毛细血管前性肺动脉高压。治疗 PoPH 的策略主要包括药物治疗和肝移植。药物治疗可采用内皮素受体拮抗剂、5 型磷酸二酯酶抑制剂和前列腺素类似物等，以改善血流动力学状态和减轻症状。然而，对于中至重度 PoPH 患者，肝移植可能是唯一的根治方法，能显著改善疾病预后。

  本病例的治疗过程体现了综合性治疗方法的重要性，包括靶向药物治疗改善肺动脉高压、控制心力衰竭、抗病毒治疗控制乙型肝炎病毒复制及降血氨治疗等。通过积极的治疗措施，患者症状得到明显改善，生活质量得到提升，展现了对 PoPH 患者采取个体化治疗策略的重要性。总而言之，此病例强调了对肝硬化并发症的早期识别与管理的重要性，特别是在肝硬化晚期患者中，应高度警惕 PoPH 的发生，以便早期干预，改善患者预后。

（赵 青 黄志华）

参 考 文 献

[1] 罗勤. 中国肺动脉高压诊治临床路径. 中国循环杂志, 2023, 38(7):691-703.

[2] Gunarathne LS, Rajapaksha H, Shackel N, et al. Cirrhotic portal hypertension: from pathophysiology to novel therapeutics. World J Gastroenterol, 2020, 26(40):6111-6140.

[3] Gurghean AV, Tudor IA. Pulmonary hypertension in patients with hepatic cirrhosis and portal hypertension. An echographic study. Clujul Med, 2017, 90(2):161-165.

[4] Shao YM, Yin X, Qin TT, et al. Prevalence and associated factors of portopulmonary hypertension in patients with portal hypertension: a case-control study. Biomed Res Int, 2021, 2021:5595614.

[5] Benjaminov FS, Prentice M, Sniderman KW, et al. Portopulmonary hypertension in decompensated cirrhosis with refractory ascites. Gut Sep, 2003, 52(9):1355-1362.

[6] Raevens S, Geerts A, Van Steenkiste C, et al. Hepatopulmonary syndrome and portopulmonary hypertension: recent knowledge in pathogenesis and overview of clinical assessment. Liver Int, 2015, 35(6):1646-1660.

[7] Nunes H, Lebrec D, Mazmanian M, et al. Role of nitric oxide in hepatopulmonary syndrome in cirrhotic rats. Am J Respir Crit Care Med, 2001, 164(5):879-885.

[8] Porres-Aguilar M, Mukherjee D. Portopulmonary hypertension: an update. Respirology, 2015, 20(2):235-242.

[9] Savale L, Guimas M, Ebstein N, et al. Portopulmonary hypertension in the current era of pulmonary hypertension management. J Hepatol, 2020, 73(1):130-139.

[10] Raevens S, De Pauw M, Reyntjens K, et al. Oral vasodilator therapy in patients with moderate to severe portopulmonary hypertension as a bridge to liver transplantation. Eur J Gastroenterol Hepatol, 2013, 25(4):495-502.

病例 12. 肝移植后肺动脉高压

【病史简介】

患者男，60岁。因"活动后胸闷气短伴腹胀5个月"于2019年11月4日入院。

现病史：患者5个月前因"酒精性肝硬化（具体不详）"于外院行肝移植术，他克莫司0.5mg bid、甲泼尼龙片4mg qd口服治疗至今，术后患者自觉活动耐量逐渐下降，步行约10m即出现胸闷气短，伴腹胀不适，否认明显胸痛、恶心、呕吐、头晕、晕厥、咯血、心悸等不适，2个月前曾就诊于外院，超声心动图示：左心房23mm，左心室28mm，右心室34mm，左室射血分数50%，估测肺动脉收缩压（sPAP）90mmHg，三尖瓣中重度关闭不全，少量心包积液，给予利尿剂等治疗，仍有活动后胸闷气短、腹胀不适。现患者为求进一步诊治，门诊以"肺动脉高压、肝移植术后"收入院。自发病以来，患者睡眠欠佳，精神尚可，大小便正常，食欲缺乏，体重无明显变化。

既往史：酒精性肝硬化史5余年，2019年5月27日行肝移植术；否认其他心、肺、脑等疾病史，否认乙肝、丙肝等传染病史，否认外伤史，否认输血史。

个人史：吸烟史30余年，每日20支，戒烟6个月；饮酒史30余年，约500g/d，戒酒6个月；否认特殊药物、毒物等接触史。

婚育史：已婚，育有1子1女，配偶及子女健康。

家族史：父母健在，无类似病史，否认家族遗传病史。

【体格检查】

体温36.7℃，脉搏92次/分，呼吸19次/分，血压98/73mmHg。神志清楚，慢性肝病面容，睑结膜、甲床略苍白，皮肤巩膜无黄染，口唇无发绀，颈静脉充盈。心界向右扩大，心率92次/分，律齐，肺动脉瓣听诊区可闻及第二心音亢进，各瓣膜区未闻及杂音，无心包摩擦音。双肺呼吸音清晰，未闻及明显干、湿啰音，无哮鸣音。腹部稍膨隆，上腹部可见一长约15cm的弧形手术瘢痕，腹软，肝肋下未触及，移动性浊音阴性，双下肢轻度凹陷性水肿。生理反射存在，病理反射未引出。

【辅助检查】

1. 血常规：RBC 3.72×10^{12}/L，HGB 119g/L，MCV 97fl，MCHC 330g/L，WBC 2.68×10^9/L，PLT 112×10^9/L。

2. 大小便常规：无明显异常。

3. 血生化：ALB 35.2g/L，ALT 5U/L，AST 20U/L，GGT 31U/L，Tbil 21.08μmol/L，Dbil 12.39μmol/L；Cr 115.0μmol/L，BUN 9.83mmol/L，UA 691μmol/L；TG 1.34mmol/L，CHOL 2.83mmol/L，LDL-C 1.7mmol/L，HDL-C 0.65mmol/L；Glu 5.63mmol/L。

4. 凝血功能：PT 16.2秒，APTT 40秒，PTA 67%；凝血因子：F Ⅱ、F Ⅶ、F Ⅹ、

F XI 因子活性轻度降低；易栓三项：PC 51%，PS 72.7%，AT III 89%，D- 二聚体 3.89ng/ml。

5. NT-proBNP 23344pg/ml。

6. 肝炎指标、肿瘤指标、自身免疫指标（补体、ANA 及抗核抗体谱、ANCA 指标、狼疮抗凝物、抗心磷脂抗体等指标）、甲状腺功能均未见明显异常。

7. 心电图：窦性心律，完全性右束支传导阻滞（图 12-1）。

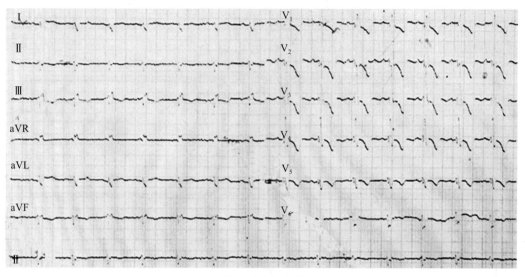

图 12-1　心电图

8. X 线胸片：双侧肺门动脉扩张，外周肺纹理相对纤细，右心房室增大，心胸比 0.54，提示肺动脉高压改变。

9. 超声心动图：右心房室扩大，右心室左右径 56mm，右心室壁增厚约 10mm，运动幅度降低，三尖瓣环平面收缩期位移（TAPSE）减低，左心室受压缩小，呈 "D" 形，LVEF 65%；三尖瓣环扩大，闭合不良，大量反流（流速 4.7m/s，压差 88.4mmHg），估测肺动脉收缩压 103mmHg，肺动脉平均压＞49mmHg。心包腔内探及液性暗区，左心室后壁厚度 15mm，左心室侧壁厚度 12mm，右心室侧壁厚度 10mm；下腔静脉增宽，吸气塌陷率＜50%。结论：①重度肺动脉高压；②三尖瓣大量反流；③右心室收缩功能减低；④心包积液。

10. 血气分析：pH 7.51，PaO_2 63mmHg，$PaCO_2$ 39.5mmHg，HCO_3^- 31.1mmol/L，SBE 3.3mmol/L，SaO_2 95%，Lac 1.75mmol/L。

11. 睡眠呼吸监测：不符合睡眠呼吸暂停综合征；无夜间低氧血症。

12. 肺动脉 CTA：双侧段以上肺动脉未见栓塞征象；未见明显血管、结构畸形。

13. 肺功能检查：轻重度混合性通气功能障碍，肺弥散功能重度障碍。TLC 占预计值 62%，FEV_1 1.65L，FVC 2.44L，FEV_1/FVC% 67.5%，弥散功能：DLCO 35%。

14. 胸腹部高分辨 CT：①肺动脉高压改变，性质待定；②主动脉粥样硬化改变；

脾动脉伴附壁血栓（未包全）；③少量心包积液；④双肺肺气肿及少量索条，多发钙化灶，以双肺上叶为著；两侧少量胸腔积液；⑤肝脏见钙化灶，腹水，脾大。

15. 肝胆脾胰超声：肝移植术后（移植肝大小、形态正常。移植肝被膜光滑，实质回声均匀。移植肝内胆管及移植肝静脉不扩张，门静脉内径约 13mm）；胆囊区未见明显胆囊回声；脾大。

16. 心肺运动试验：中度运动受限，Peak VO$_2$ 14.3ml/（min·kg）（达预计值 44%）。

17. 核素肺灌注显像：双肺放射性分布不均匀，双肺多发片状放射性分布稀疏区，未见明确呈肺段分布的异常放射性稀疏或缺损区。结论：双肺血流灌注不均匀受损，符合肺动脉高压改变（图 12-2）。

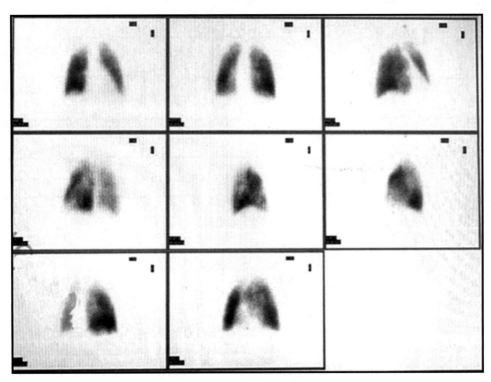

图 12-2　核素肺灌注显像

18. 右心导管检查：①导管路径未见异常。②右心腔各部位血氧饱和度未见明显差异。Qp/Qs=0.93，股动脉血氧饱和度 98%。③压力测定显示右心房压 6/5/4mmHg，右心室压 85/-7/9mmHg，肺动脉压 81/36/49mmHg，肺动脉楔压（PAWP）3mmHg，肺血管阻力（PVR）12.8WU。心排血量 3.0L/min，心脏指数 2.0L/（min·m^2）；急性血管反应性试验阴性。符合毛细血管前性肺动脉高压的诊断。

【诊治经过】

患者为中老年男性，慢性病程，表现为活动后胸闷气短、腹胀、食欲缺乏及双下肢水肿等活动耐量下降和右心衰竭的症状；P$_2$亢进，下肢轻度凹陷性水肿；NT-proBNP 升高；心电图示电轴右偏，完全性右束支传导阻滞，提示右心室负荷过重；X

线胸片可见"残根征"，右心房室饱满，初步疑诊为肺动脉高压。依据《中国肺动脉高压诊治临床路径》的推荐流程，先通过心脏超声评估，患者三尖瓣反流峰值速度为4.7m/s（＞3.4m/s），同时存在右房室增大、室间隔平直、TAPSE降低等多个间接征象，提示肺动脉高压高度可能。

在肺动脉高压临床分类中，由左心疾病引起的肺动脉高压（第二类）最为常见，占65%～80%，属于毛细血管后性肺动脉高压。第一类（动脉型肺动脉高压）、第三类[肺部疾病和（或）低氧引起的肺动脉高压]及第四类（肺动脉阻塞引起的肺动脉高压）则属于毛细血管前性肺动脉高压；第五类较为罕见，可以是毛细血管前性或后性的肺动脉高压。在此病例中，首先需排除肺动脉高压的继发性原因，考虑到左心疾病（第二类）及低氧或肺部疾病（第三类）是肺动脉高压最常见的原因，需首先除外，其次要排除肺动脉阻塞疾病（第四类）。

患者无冠心病、高血压、糖尿病、肥胖、心房颤动、心脏瓣膜疾病等左心疾病的危险因素和病史，夜间能平卧，无夜间阵发性呼吸困难等，缺乏左心衰竭证据；主要表现为活动后胸闷气促，伴颈静脉充盈、腹胀、食欲缺乏和下肢水肿等右心衰竭症状。此外，超声心动图未发现明显的左心结构和功能异常，因此，可排除由左心疾病所致的肺动脉高压（第二类）。患者血氧饱和度正常，呼吸功能提示轻度通气功能，胸部CT提示双肺散在慢性索条影、肺气肿等慢性改变，睡眠呼吸监测未提示呼吸暂停，亦不考虑低氧/肺部疾病所致肺动脉高压（第三类）。患者肺动脉未见栓塞征象，亦未见明显管腔狭窄、闭塞性改变，核素肺灌注显像示双肺血流灌注分布不均匀，但未见呈肺段性的放射性缺损区域，因此，也除外肺动脉阻塞所致肺动脉高压（第四类）的可能。

进一步行右心导管检查，结果显示：mPAP 49mmHg，PAWP 3mmHg，PVR 12.8WU，符合毛细血管前性肺动脉高压，血流动力学指标符合动脉型肺动脉高压（第一类）的评估标准。因此，为进一步明确动脉型肺动脉高压的病因，对患者进行如下筛查。①病史回顾：患者有酒精性肝硬化、门静脉高压病史，6个月前行肝移植术；无药物、毒物接触史；无疫水、血吸虫接触史。②超声心动图：未见先天性心脏畸形及心内分流。③自身免疫抗体：抗核抗体谱、抗内皮细胞抗体、抗磷脂抗体谱、抗中性粒细胞胞质抗体、狼疮抗凝物，均为阴性。④腹部超声：肝移植术后，胆囊切除术后，脾大，腹部CT提示腹水征象。⑤HIV阴性。因此，结合患者因酒精性肝硬化进行肝移植手术的病史，推断：患者在肝移植后出现肺动脉高压的情况，可能与手术后血流动力学和生理学的变化，以及亚临床门静脉高压有关（详见本病例【疾病介绍】）。

综上所述，患者最终主要诊断为"毛细血管前性肺动脉高压（与肝移植术后改变及亚临床门静脉高压相关可能）；慢性肺源性心脏病（心脏扩大、三尖瓣中重度关闭不全、慢性心功能不全急性加重、WHO-FC Ⅲ级、心包积液、腹水）"，其他诊断包括酒精性肝硬化（肝移植状态）、低钠血症、主动脉粥样硬化、脾动脉血栓、高尿酸血症、白细胞减少、血小板减少、贫血。治疗方案阿魏酸钠（0.1g tid）、西地那非（20 mg tid）口服药物治疗，以及曲前列尼尔 [静脉转为皮下泵入，剂量逐步调整至6.25ng/（kg·min）]；托拉塞米（20mg qod）、呋塞米（40mg qod）、地高辛（0.125mg qd）

等药物用于利尿和强心等控制心力衰竭方式；华法林（1.5mg qd）抗凝预防血栓；他克莫司（0.5mg bid）、甲泼尼龙（4mg qd）、骨化三醇（0.25μg qd）、碳酸钙D₃（0.6g bid）作为肝移植术后抗排异及预防激素相关副作用。患者经治疗后症状逐渐好转并顺利出院。

出院后，患者规律用药并定期在门诊复诊。靶向药物治疗方案调整为西地那非（25mg tid）联合马昔腾坦（10mg qd）口服，进一步改善肺动脉高压并维持至低危状态。术后6个月复诊时，患者的活动后气短症状基本消失，运动耐力显著提升，NT-proBNP恢复正常。超声心动图提示右心恢复正常（TAPSE 18mm，RV 23mm），估测的肺动脉收缩压降至38mmHg；右心导管评估的mPAP 29mmHg，PAWP 6mmHg，PVR 4.51WU，CI 3.2L/（min·m²）。心肺运动试验提示轻度运动受限，Peak VO₂ 15.4ml/（min·kg）（达预计值50%），6分钟步行试验447m。定期规律随访结果显示，患者整体情况良好，日常活动无明显异常，已成功回归社会并恢复正常生活与工作。

【疾病介绍】

本例患者在接受肝移植术治疗酒精性肝硬化后，6个月内逐渐出现了活动后胸闷气促、腹胀及双下肢水肿的症状；追溯患者术前的心脏超声评估大致正常，而在肝移植术后患者开始出现活动耐量下降等肺动脉高压和右心衰竭的临床表现。鉴于患者上述临床特点和既往病史，肝移植后发展的肺动脉高压可能是特发性的或与亚临床门静脉高压（尤其是患者仍有脾大的情况下）有关，即与肝移植后病理生理学及血流动力学的变化相关。据国内外文献报道，约有30%的患者在肝移植后发展为孤立性动脉型肺动脉高压，即此部分患者在肝移植前尚未出现肝肺综合征或肝移植后复发门静脉高压。肺动脉高压症状出现的时间跨度通常从肝移植后1个月至11年不等，未经治疗的死亡率高达69%。与此类报道相似，本案例中的患者在移植后6个月内出现了肺动脉高压和右心衰竭的表现。

早期研究表明，有以下潜在机制能解释肝移植后并发肺动脉高压的情况：首先，患者因各种原因发生肝硬化后，可能已存在肝肺综合征，即肺内血管扩张（主要由一氧化氮介导）引起的氧合异常及其一系列病理生理变化和临床表现，其病因主要为晚期肝病、门静脉高压或先天性门体静脉分流。肝移植手术通过移除了病变的肝，改变了肝-肺轴的生化环境，导致一氧化氮水平下降和内皮素水平上升，从而抑制了原本肝肺综合征相关的肺血管异常扩张,而使得隐匿的肺动脉高压表型逐渐表现出来。其次，HPS导致的肺血流增加可引发肺血管重塑变化，类似于先天性心脏病左向右分流的情况，长期肺血流增加导致血管平滑肌的增生和纤维化，从而使肺血管阻力上升，形成肺动脉高压。这种结构性变化通常是不可逆的、持久的，即便在肝移植后肝功能恢复正常后，也有可能加重肺动脉高压的发生和发展。

本病例在诊断时，应与以下毛细血管前性肺动脉高压进行鉴别。①先天性心脏病相关性肺动脉高压：这是我国动脉型肺动脉高压的最常见病因，大部分心脏缺陷可通过超声心动图进行无创筛查，而少见部位畸形则需通过CT或右心导管明确。本例患者的超声心动图和CT检查均未发现先天性心脏畸形。②结缔组织病相关性肺动脉高压：可伴有关节疼痛、发热、雷诺现象、皮疹、手指肿胀、口腔溃疡、口眼干燥等症状，并可能出现血细胞减少、尿红细胞或尿蛋白阳性、低补体血症等，应完善全套自身抗体检查。本例患者未表现出上述临床症状，自身抗体检查结果为阴性，不符合结缔组织病相关性肺动脉高压。③慢性血栓栓塞性肺动脉高压：肺血管 CT 或肺动脉造影可见环状狭窄、网状病变、缝隙征和慢性闭塞等特异性征象，核素肺灌注 - 通气显像可见呈肺段分布的灌注缺损，并与通气不匹配。本案例患者的肺动脉造影结果良好，未见管腔内充盈缺损，不符合慢性血栓栓塞性肺动脉高压的表现。此外，肺动脉高压的发生也可能与特发性或可遗传性肺动脉高压相关，然而，本例患者并未曾接受相关的基因检测。

在国际上，针对动脉型肺动脉高压领域的随机对照试验通常不包括与门静脉高压相关的肺动脉高压或接受过肝移植的患者。鉴于肝移植后肺动脉高压的潜在生理学机制，对肝移植后出现肺动脉高压的治疗药物通常包括内皮素受体拮抗剂、5 型磷酸二酯酶抑制剂、可溶性鸟苷酸环化酶刺激剂和前列腺素类似物。然而，需注意的是，波生坦类药物具有肝毒性，在肝功能严重受损的患者（即 Child-Pugh B 和 C 级）中可能会积聚，进一步加重肝毒性。此外，在中重度门静脉高压并接受肝移植后的患者中，5 型磷酸二酯酶抑制剂显示出了良好的安全性和有效性。因此，此病例初始治疗时先选择了 5 型磷酸二酯酶抑制剂（西地那非）联合前列环素类药物（曲前列尼尔）。在随访过程中，联用了内皮素受体拮抗剂（马昔腾坦），患者的运动耐量及心功能情况得到进一步的改善。

【病例点评】

本病例详细记录了一名 60 岁男性患者的治疗历程，该患者有酒精性肝硬化病史，在经历肝移植术后出现了胸闷、气短伴腹胀等症状，最终诊断为肺动脉高压。肝移植术是治疗末期肝病的有效方法，但术后可能出现多种并发症，包括肺动脉高压。肺动脉高压的发展与多种因素有关，包括血管重塑、血流动力学改变及心肺交互作用的改变。此患者的肺动脉高压可能与手术后血流动力学的变化，以及亚临床门静脉高压有关。这种情况在肝移植后并不罕见，且与患者的生活质量和预后紧密相关。因此，对于肝移植后出现的肺动脉高压，需要高度警惕，及时诊断和治疗，以改善患者的预后，提高生活质量。

治疗中，采取了包括内皮素受体拮抗剂、前列环素药物和 5 型磷酸二酯酶抑制剂等靶向药物治疗，患者的肺动脉压力明显降低，活动耐量显著提高。然而，病例中尚未包括基因检测。考虑到特发性及可遗传性 PAH 与特定基因突变（如 *BMPR2*、*ALK1*）的关联，包括基因检测在内的全面病因筛查，对揭示肝移植后肺动脉高压的潜在病因、优化治疗方案及评估预后具有重要价值。

综上所述，本病例强调了对肝移植后患者进行细致的心肺评估的重要性，尤其是对肺动脉高压的早期识别和治疗。通过综合治疗方法和跨学科合作，可以有效管理肝移植后患者的肺动脉高压。

（赵 青 黄志华）

参 考 文 献

[1] 罗勤. 中国肺动脉高压诊治临床路径. 中国循环杂志, 2023, 38(7):691-703.

[2] Acar S, Donmez G, Acar RD, et al. Idiopathic Pulmonary Hypertension After Liver Transplantation. Transplant Proc, 2019, 51(4):1196-1198.

[3] Martinez-Pallí G, Barberà JA, Taurà P, et al. Severe portopulmonary hypertension after liver transplantation in a patient with preexisting hepatopulmonary syndrome. J Hepatol, 1999, 31(6):1075-1079.

[4] Aucejo F, Miller C, Vogt D, et al. Pulmonary hypertension after liver transplantation in patients with antecedent hepatopulmonary syndrome: a report of 2 cases and review of the literature. Liver Transpl, 2006, 12(8):1278-1282.

[5] Torregrosa M, Aguadé S, Dos L, et al. Cardiac alterations in cirrhosis: reversibility after liver transplantation. J Hepatol, 2005, 42(1):68-74.

[6] Kaspar MD, Ramsay MA, Shuey CB, et al. Severe pulmonary hypertension and amelioration of hepatopulmonary syndrome after liver transplantation. Liver Transpl Surg, 1998, 4(2):177-179.

[7] Koneru B, Fisher A, Wilson DJ, et al. De novo diagnosis of portopulmonary hypertension following liver transplantation. Am J Transplant, 2002, 2(9):883-886.

[8] Mandell MS, Groves BM, Duke J. Progressive plexogenic pulmonary hypertension following liver transplantation. Transplantation, 1995, 59(10):1488-1490.

[9] Shirouzu Y, Kasahara M, Takada Y, et al. Development of pulmonary hypertension in 5 patients after pediatric living-donor liver transplantation: de novo or secondary? Liver Transpl, 2006, 12(5):870-875.

[10] Hollatz TJ, Musat A, Westphal S, et al. Treatment with sildenafil and treprostinil allows successful liver transplantation of patients with moderate to severe portopulmonary hypertension. Liver Transpl, 2012, 18(6):686-695.

病例 13. 左心疾病所致肺动脉高压——瓣膜病变

【病史简介】

患者男，21 岁。因"活动后气短 2 年，加重 2 个月"入院。

现病史：患者 2 年前于受凉后出现活动耐量下降，未在意；此后反复于活动过程中发生晕厥，晕厥前否认恶心、出汗、头晕、心悸、胸痛、四肢抽搐、大小便失禁。2 个月前患者在肺部感染后病情加重，至当地医院查超声心动图提示二尖瓣脱垂伴中重度关闭不全，三尖瓣、肺动脉瓣反流，估测肺动脉收缩压 80mmHg；肺动脉 CTA 提示肺动脉干增宽，各分支未见明显充盈缺损及狭窄，肺动脉干右侧见一血管影，向左下走行于房室沟，考虑血管畸形。左心房明显增大（前后径 5.7cm）；肺静脉 CTV：左上肺静脉直径 28.2mm，左下肺静脉直径约 23.4mm，右上肺静脉直径 30.6mm，右下肺静脉直径 27.5mm，均汇入左心房。当地医院诊断考虑"特发性肺动脉高压？肺动脉畸形引流？二尖瓣脱垂伴中重度关闭不全，肺部感染"，给予利尿、抗感染、抗凝及贝前列素钠 20μg tid 治疗后未见好转。自发病以来，患者精神、饮食、睡眠尚可，大小便未见明显异常，体重无明显变化。

既往史：自述"哮喘"10 余年，病情稳定，10 年前行左侧疝气手术。

个人史：否认药物过敏、烟酒嗜好。

家族史：无特殊。

【体格检查】

血压 116/72mmHg，心率 78 次 / 分，律齐，肺动脉瓣第二心音亢进、分裂，二尖瓣听诊区可闻及 3/6 级吹风样收缩期杂音。腹软，肝脾不大，下肢无水肿。全身皮肤黏膜无黄染、皮疹，双肺呼吸音清晰；肝颈静脉回流征阴性，无下肢水肿；四肢肌力、肌张力正常，病理反射阴性。

【辅助检查】

1. 血常规：红细胞 4.5×10^{12}/L，血红蛋白 128g/L，白细胞 16.56×10^9/L，中性粒细胞占比 95.6%，血小板总数：322×10^9/L。

2. 血生化：总蛋白 68.9g/L，白蛋白 49.4g/L，丙氨酸转氨酶 17U/L，天冬氨酸转氨酶 86U/L，肌酐 75.04μmol/L，尿酸 502.19μmol/L，氨基末端 B 型钠尿肽 778.5pg/ml。

3. 血气分析：pH 7.40，PaO_2 117mmHg，$PaCO_2$ 35mmHg，SaO_2 98.5%。

4. 自身免疫疾病标志物：抗核抗体谱、抗蛋白酶 3 抗体、抗髓过氧化物酶抗体、抗肾小球基底膜抗体、狼疮抗凝物、抗心磷脂抗体、C3、C4、免疫球蛋白正常。

5. 心电图：窦性心律，左心室肥大，ST-T 改变，右心负荷轻度增加（图 13-1）。

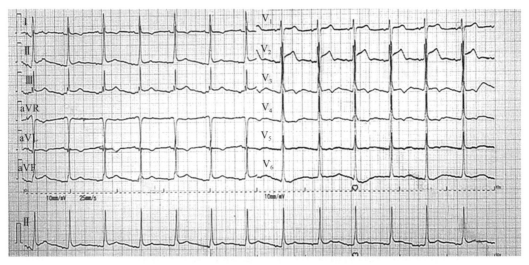

图 13-1 心电图显示左心室肥大，ST-T 改变

6. X 线胸片：双肺门动脉扩张，肺动脉段饱满，左房室扩大（图 13-2）。

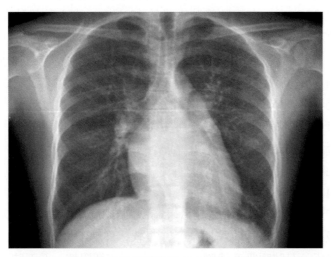

图 13-2 X 线胸片显示双肺门动脉扩张，肺动脉段饱满

7. 超声心动图：左心房前后径 49mm，左心室舒张末期前后径 51mm，LVEF 58%，右心房、右心室大小正常。二尖瓣瓣叶增厚，瓣环扩张，对合错位，关闭不良，左冠状动脉开口于肺动脉右侧壁，右冠状动脉未见异常；彩色多普勒探及二尖瓣大量反流，三尖瓣少量反流，流速为 4.2m/s，估测肺动脉收缩压 80mmHg（图 13-3）。

8. 核素 / 通气灌注检查：双肺血流灌注不均匀受损，符合肺动脉高压改变。

9. 冠状动脉 CT 血管造影：冠状动脉左主干异常起源于主肺动脉右侧壁（图 13-4），左房室增大，左心室心尖圆钝，肺动脉段以上分支未见栓塞征象。

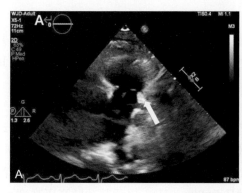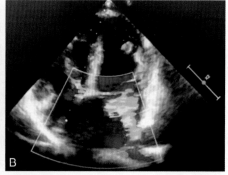

图 13-3　超声心动图

A. 冠状动脉开口异常；B. 二尖瓣大量反流

10. 右心导管检查：右心房压 5/1/3mmHg，右心室压 74/2/29mmHg；肺动脉压 74/31/45mmHg，肺动脉楔压 35/21/28mmHg，肺循环血流量 3.99L/min，体循环血流量 3.08L/min，心脏指数 2.54L/（min·m²），肺血管阻力 4.3WU。

冠状动脉造影提示，右冠状动脉起源正常，右、左冠状动脉之间侧支循环丰富，左冠状动脉逆向显影（图 13-5）。

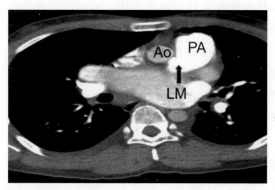

图 13-4　冠状动脉 CT 血管造影示冠状动脉左主干异常起源于主肺动脉右侧壁（红色箭头）

Ao. 主动脉；LM. 左主干；PA. 肺动脉

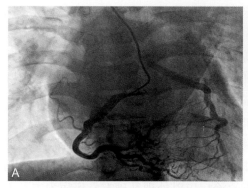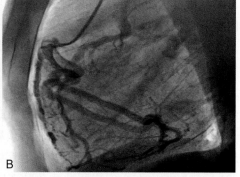

图 13-5　右冠状动脉注入造影剂后左冠状动脉逆向显影，右、左冠状动脉之间可见丰富侧支循环

A. 正面；B. 侧面

【诊断】

①先天性心脏病。②左冠状动脉异常起源于肺动脉。③二尖瓣脱垂 - 二尖瓣关闭不全。④心脏扩大。⑤心律失常。⑥阵发性心房颤动。⑦肺动脉高压。⑧心功能Ⅱ级（NYHA 分级）。

【诊治经过】

患者为青年男性，慢性病程，存在活动后气短、反复活动中晕厥的症状，肺动脉瓣第二心音亢进的体征，心电图示右心负荷轻度增加，X 线胸片提示双肺门动脉扩张，肺动脉段饱满，因此疑诊肺动脉高压；通过超声心动图评估肺动脉高压可能性，测得三尖瓣反流速度为 4.2m/s，估测肺动脉收缩压为 80mmHg，提示肺动脉高压高度可能。

进一步寻找肺动脉高压原因，需对各类可能病因进行逐步筛查。左心疾病（第二大类）和低氧或肺部疾病（第三大类）是肺动脉高压最常见的原因，需要首先进行评估，其次要排除肺动脉阻塞疾病（第四大类）。本例患者超声示左心房增大（直径49mm），二尖瓣瓣叶增厚，瓣环扩张，对合错位，关闭不良，彩色多普勒探及二尖瓣大量反流，提示患者存在左心疾病。患者无常年吸烟、咳嗽，来院（未吸氧）血气分析示氧分压、血氧饱和度在正常范围；肺 CTA 提示肺动脉段以上分支未见栓塞征象，未见肺实质病变；核素 / 通气灌注检查示双肺血流灌注不均匀受损，未见呈肺段性分布灌注缺损区域。故基本排除低氧或肺部疾病、肺动脉阻塞性疾病等。此外，结合病史及实验室检查结果，排除自身免疫病、血液疾病、HIV 感染等。行进一步右心导管检查提示肺动脉楔压显著升高（28mmHg），肺血管阻力 4.3WU。因此，本例患者诊断为第二大类肺动脉高压，即左心疾病所致肺动脉高压；根据血流动力学诊断为混合性毛细血管后性肺动脉高压。

由于患者存在严重的二尖瓣关闭不全，超声提示冠状动脉开口异常，进一步完善左心疾病相关检查，冠状动脉 CT 血管造影示冠状动脉左主干异常起源于主肺动脉右侧壁，冠状动脉造影提示右冠状动脉起源正常，右、左冠状动脉之间侧支循环丰富，左冠状动脉逆向显影，左冠状动脉异常起源于肺动脉，诊断为先天性心脏病 - 左冠状动脉异常起源于肺动脉、二尖瓣脱垂 - 二尖瓣关闭不全。

在本病例中，慢性心肌缺血导致的二尖瓣脱垂伴大量反流是患者发生肺动脉高压的主因。在冠状动脉异常起源的患者中，来自侧支的血供无法完全满足左心（特别是心内膜下心肌）的供氧、供能需求，左心室在慢性缺血的状况下存在发生二尖瓣关闭不全、缺血性心肌病、恶性心律失常和心源性猝死的较高风险。本例患者由于冠状动脉异常起源引起的二尖瓣重度关闭不全，心室收缩期大量反流，导致左心压力升高，压力逆向传导至肺动脉，引起肺动脉压力升高，长期的压力升高进一步导致肺血管重构，肺血管阻力升高，最终造成了混合性毛细血管后性肺动脉高压。

左心疾病患者在发生肺动脉高压后预后恶化，然而尚无随机对照临床试验支持这些患者可以从肺动脉高压的靶向药物治疗中获益。《中国肺动脉高压诊断与治疗指南（2021 版）》指出左心疾病所致肺动脉高压的治疗应以处理基础左心疾病为主，不推荐常规使用靶向药物。因此，本病例在强心利尿改善心力衰竭的基础上，首先考虑对原发左心疾病（左冠状动脉异常起源于肺动脉）和二尖瓣病变进行处理。

外科会诊后，患者行冠脉起源异常矫正 + 二尖瓣成形术，术后口服枸橼酸钾颗粒 2g tid，螺内酯片 20mg qd，呋塞米片 20mg qd 改善心力衰竭，术后 4 天复查超声，二尖瓣功能正常，瓣叶启闭运动正常，彩色多普勒检查二尖瓣口舒张期血流速度正常，收缩期少中量反流，三尖瓣少量反流，估测肺动脉收缩压约 54mmHg，患者于 1 周后出院。随后规律电话随访，自述一般情况良好，症状无复发。

【疾病介绍】

冠状动脉异常起源于肺动脉是一种罕见的冠状动脉畸形，于 1866 年首次被报道，表现为左或右冠状动脉起自肺动脉而非相应的主动脉左、右冠状动脉窦，其病因可能是胎儿时期主、肺动脉的异常分离，或肺动脉内皮芽持续存在并与形成中的左冠状动脉相连，其在活产婴儿中的发病率为 1/30 万，占所有先天性心脏病的 0.25% ～ 0.5%。其中左冠状动脉异常起源于肺动脉（anomalous origin of the left coronary artery from the pulmonary artery，ALCAPA）较为常见，通常分为婴儿型和成人型。在胎儿期和新生儿期，由于肺动脉压等于全身压力，左冠状动脉可由肺动脉的顺行血流维持血供。然而，随着出生后肺血管阻力的下降和动脉导管的关闭，肺动脉压力逐渐降低，导致左冠状动脉中血流方向的逆转。婴儿型的患者由于冠状动脉间的侧支发育不良，随着出生后肺循环压力的逐渐下降，肺动脉从左冠状动脉窃血，导致心肌缺血、心肌梗死及充血性心力衰竭，若不及时治疗，ALCAPA 患儿在 1 岁内的死亡率高达 90%。成人型 ALCAPA 患者较为少见，其左、右冠状动脉之间往往存在丰富的侧支，来自右冠状动脉的动脉血逆向灌注左冠状动脉，使成人型患者得以长期存活。ALCAPA 的诊断主要依赖于各种影像学检查，例如超声心动图、CT 血管造影、心脏磁共振成像和冠状动脉造影等。本例患者的冠状动脉 CT 血管造影提示左主干异常起源于主肺动脉右侧壁，冠状动脉造影提示左、右冠状动脉之间侧支循环丰富，左冠状动脉逆向显影，均符合成人型 ALCAPA 的影像学特点。

由于左心室壁缺血导致的乳头肌功能障碍和瓣环扩大，二尖瓣反流在婴儿型 ALCAPA 患者中非常常见。同样，在成人型 ALCAPA 患者中，来自侧支的血供无法完全满足左心（特别是心内膜下心肌）的供氧、供能需求，左心室在慢性缺血的状况下存在发生二尖瓣关闭不全、缺血性心肌病、恶性心律失常和心源性猝死的较高风险。在本病例中，慢性心肌缺血导致的二尖瓣脱垂伴大量反流是患者发生肺动脉高压的主因。根据肺动脉高压的临床分类，左心疾病所致肺动脉高压（pulmonary hypertension due to left heart disease，PH-LHD）是第二大类肺动脉高压，指由左心收缩 / 舒张功能障碍和（或）左心瓣膜疾病等左心疾病导致的肺动脉压力升高，属于毛细血管后性肺动脉高压。在 PH-LHD 患者中，左心充盈压的升高导致肺静脉血流受阻，肺静脉压力升高逆向传导至肺动脉，通过一系列病理生理过程引发肺动脉高压。PH-LHD 的血流动力学定义为静息时肺动脉平均压 ≥ 25mmHg 且肺动脉楔压 > 15mmHg。根据肺血管阻力（PVR）的不同，PH-LHD 分为单纯毛细血管后性肺动脉高压（PVR < 3WU）和混合性毛细血管后性肺动脉高压（PVR ≥ 3WU）。PH-LHD 的确诊需要进行右心导

管检查并测量肺动脉楔压。本例患者由于 ALCAPA 引起的二尖瓣重度关闭不全，心室收缩期大量反流，导致左心压升高，其右心导管检查结果符合混合性毛细血管后性肺动脉高压，提示除左心充盈压升高的被动传导外，肺血管可能存在结构功能的改变。左心疾病患者在发生肺动脉高压后病情恶化，然而尚无随机对照临床试验支持 PH-LHD 患者可以从肺动脉高压的靶向药物治疗中获益。《中国肺动脉高压诊断与治疗指南（2021 版）》指出 PH-LHD 的治疗应以治疗基础左心疾病为主，不推荐常规使用靶向药物。因此，在本病例中首先考虑对原发左心疾病 ALCAPA 和二尖瓣病变进行处理。

ALCAPA 的首选病因治疗是通过外科手术矫正重建双冠状动脉循环，常见的术式有 Takeuchi 术、冠状动脉旁路移植术、冠状动脉结扎术及冠状动脉再植术，其中，冠状动脉再植术已成为多数中心首选的手术方式，该手术直接将左冠状动脉再植入主动脉根部的左冠状动脉窦，从而恢复正常的冠状动脉解剖结构。ALCAPA 的术后死亡率为 0 ~ 16%，多项研究表明，术前的左心室功能不全是导致术后死亡率增加的主要危险因素，此外术前二尖瓣反流的严重程度、术前肌酐水平、正性肌力药物的应用和术中体外循环时间等也可能与手术结局有关。虽然 ALCAPA 患者多合并二尖瓣反流，但在进行 ALCAPA 矫正手术时是否同时修复二尖瓣存在争议：大多数中心建议在 ALCAPA 矫正手术时不常规处理二尖瓣反流，原因主要包括：①继发于左心室扩大或乳头肌功能障碍的二尖瓣反流通常会随着心肌供血的恢复得到改善，多数患者也不需要再次接受手术修复二尖瓣；② ALCAPA 患者多数为婴幼儿，在此人群修复二尖瓣会延长手术时间，且操作复杂、技术难度大；③ ALCAPA 患者很多存在左心功能障碍，手术风险较高。而另一些中心则主张修复伴有重度二尖瓣反流的患者或常规修复二尖瓣，从而改善术后早期的心排血量，减少术后死亡风险。本病例中，由于患者存在二尖瓣脱垂伴大量反流，已经造成了严重的毛细血管后性肺动脉高压，因此在确诊后同时进行 ALCAPA 矫正手术和二尖瓣成形术，术后恢复良好且无明显并发症。在随访中发现左心房内径恢复正常，三尖瓣反流减轻，超声估测肺动脉收缩压下降，二尖瓣功能基本恢复至正常，可见在这种情况下，积极处理二尖瓣病变对患者术后心功能改善具有重要意义。

成人型 ALCAPA 患者面临着较高的猝死风险，一项系统性回顾描述了 151 例成人型 ALCAPA 病例，这些患者的平均年龄为 41 岁，最大为 83 岁，其中 66% 的患者出现心绞痛、呼吸困难、心悸或疲劳症状；17% 出现室性心律失常、晕厥或猝死，猝死的发生率为 7%；14% 的患者没有症状，这些患者中 12% 是通过尸检确诊的。研究纳入的患者大多数接受过某种形式的手术矫正，尽管目前仍缺乏成人型 ALCAPA 手术的疗效数据和随访数据，目前仍推荐所有患者均考虑手术矫正。

总之，ALCAPA 是一种罕见的先天性心脏病。在本例患者的诊治过程中，强调了肺动脉高压病因筛查的重要性。通过详尽的病史询问、细致的体格检查、全面的实验室检查及影像学检查，对可能的肺动脉高压病因进行了全面排查。一旦 ALCAPA 患者明确诊断，应尽早进行手术治疗。针对合并二尖瓣病变并导致血流动力学异常的患者，在矫正冠状动脉的同时进行二尖瓣修复手术，以期最大限度地改善患者的心功能。

【病例点评】

ALCAPA 是一种非常罕见的冠状动脉先天性异常疾病。在成人型 ALCAPA 中，由于左心室慢性缺血，患者常合并二尖瓣关闭不全，大量反流导致左心充盈压升高，继而逆向传导至肺动脉，呈现毛细血管后性肺动脉高压。由于左心疾病是肺动脉高压最常见的病因，在本病例中，临床医师首先通过细致的超声心动图、冠状动脉 CT 检查和冠状动脉造影明确了 ALCAPA 的存在。随后，通过右心导管测量肺动脉楔压进一步完善了肺动脉高压的血流动力学分类，并通过测量肺血管阻力识别了潜在的肺血管重构，从而为治疗方案的制订提供了有力的依据。

本病例启示我们，肺动脉高压的诊断应严格遵循诊疗规范，捋清线索，追本溯源。通过对超声心动图、CT、肺功能检查、核素肺灌注扫描等多种检查手段的综合运用，临床医师可以更全面地评估患者状况，细化临床分型和鉴别诊断。此外，肺动脉高压病因复杂，右心导管在其诊断中具有重要作用。右心导管检查需要在专业的中心按照标准的操作流程进行，并采集完整的心肺血流动力学参数。特别是对于左心疾病所致肺动脉高压患者，如果未能甄别病因，在肺动脉楔压缺失的情况下贸然使用靶向药物治疗反而会造成危害。

本病例的不足之处在于仅通过电话进行随访，未能提供更多的随访超声、血流动力学资料。但总体而言，本病例生动地体现了肺动脉高压科学化、精细化、个体化的诊治思路。

（曾绮娴　段安琪）

参 考 文 献

[1] Goo HW. Anomalous origin of the coronary artery from the pulmonary artery in children and adults: a pictorial review of cardiac imaging findings. Korean J Radiol, 2021, 22(9): 1441-1450.

[2] Peña E, Nguyen ET, Merchant N, et al. ALCAPA syndrome: not just a pediatric disease. Radiographics, 2009, 29(2): 553-565.

[3] Gentile G, Caruso S. Adult-type anomalous origin of the left coronary artery from the pulmonary artery. Radiology, 2021, 300(2): 287.

[4] Galiè N, Humbert M, Vachiery JL, et al. 2015 ESC/ERS Guidelines for the diagnosis and treatment of pulmonary hypertension: the joint task force for the diagnosis and treatment of pulmonary hypertension of the European Society of Cardiology (ESC) and the European Respiratory Society (ERS): Endorsed by: Association for European Paediatric and Congenital Cardiology (AEPC), International Society for Heart and Lung Transplantation (ISHLT). Eur Respir J, 2015, 46(4): 903-975.

[5] Vachiéry JL, Tedford RJ, Rosenkranz S, et al. Pulmonary hypertension due to left heart disease. Eur Respir J, 2019, 53(1): 1801897.

[6] 中国肺动脉高压诊断与治疗指南 (2021 版). 中华医学杂志, 2021, 101(1): 11-51.

[7] Mongé MC, Eltayeb O, Costello JM, et al. Aortic implantation of anomalous origin of the left

coronary artery from the pulmonary artery: long-term outcomes. Ann Thorac Surg, 2015, 100(1): 154-160.

[8] Cashen K, Kwiatkowski DM, et al. Anomalous origin of the left coronary artery from the pulmonary artery: a retrospective multicenter study. Pediatr Crit Care Med, 2021, 22(12): e626-e635.

[9] Ben Ali W, Metton O, Roubertie F, et al. Anomalous origin of the left coronary artery from the pulmonary artery: late results with special attention to the mitral valve. Eur J Cardiothorac Surg, 2009, 36(2): 244-248.

[10] Brown JW, Ruzmetov M, Parent JJ. Does the degree of preoperative mitral regurgitation predict survival or the need for mitral valve repair or replacement in patients with anomalous origin of the left coronary artery from the pulmonary artery? J Thorac Cardiovasc Surg, 2008, 136(3): 743-748.

病例 14. 左心疾病所致肺动脉高压——获得性肺静脉狭窄

【病史简介】

患者男，59岁。因"阵发性心悸3年，活动后胸闷、气促1年"入院。

现病史：3年前无明显诱因出现阵发性心悸，无胸闷、胸痛，无咯血、呼吸困难，无发热，就诊当地医院查心电图提示"阵发性心房颤动、房性期前收缩"，遂于外院行心房颤动射频导管消融术，术后仍然间断心悸。2年前再次就诊外院行射频导管消融术，术中出现急性心脏压塞，于心包穿刺引流后好转出院。1年前开始出现活动后胸闷、气促，伴乏力、咽喉部紧缩感，伴双下肢水肿，休息后即可缓解，无咯血、胸痛，未诊治。3个月前胸闷、气促较前加重，平地步行100m即可出现，休息后数分钟后可缓解，就诊外院查CT提示"右上肺静脉环形中度狭窄"；2个月前就诊于本院查心脏超声提示"右心房轻度扩大，二尖瓣少量反流，三尖瓣少中量反流，估测肺动脉收缩压53mmHg，右肺静脉入左心房口处狭窄"。为寻求进一步诊治入院，门诊以"肺动脉高压原因待查"收住院。自发病以来，患者精神、睡眠尚可，食欲一般，大小便如常，近期体重无明显增减。

既往史：高脂血症10年，平素口服"他汀"治疗，未规律监测血脂；右足踝外伤术后2年，术后恢复可；否认高血压、糖尿病史；否认肝炎、结核病史；否认其他手术史；对"青霉素"过敏；否认输血史，预防接种史不详。

个人史：吸烟20年，2～40支/日，已戒烟1年，机会性饮酒，无疫区疫水接触史，否认粉尘、化学物质及放射性物质接触史。

家族史：父亲因肺源性心脏病去世，母亲患有阿尔茨海默病，1弟3妹体健。

【体格检查】

体温36.8℃，脉搏67次/分，呼吸14次/分，血压139/88mmHg。神志清楚，眼睑无水肿，浅表淋巴结未触及，无颈静脉怒张，双肺呼吸音清晰，双肺未闻及啰音，心前区无隆起，心尖搏动位于第5肋间左锁骨中线内1cm，未触及震颤，心律齐，心率67次/分，P_2亢进，未闻及心脏杂音及心包摩擦音。腹平软，无压痛、反跳痛，肠鸣音4次/分，肝脾未触及，肝颈静脉回流征阴性。双胫前轻度凹陷性水肿，右足踝处可见瘢痕，未见下肢静脉曲张，足背动脉搏动正常。

【辅助检查】

1. 血常规：白细胞3.71×10^9/L，中性粒细胞2.21×10^9/L，血红蛋白146g/L，血小板111×10^9/L。

2. 凝血：凝血酶原时间13.6秒，活化部分凝血酶时间43.7秒，D-二聚体0.3μg/ml，纤维蛋白原降解产物 2.50μg/ml。

3. NT-proBNP 178.1pg/ml。

4. 血生化：总蛋白 79.0g/L，白蛋白 47.1g/L，丙氨酸转氨酶 27U/L，天冬氨酸转氨酶 26U/L，总胆红素 11.8μmol/L，直接胆红素 1.55μmol/L，血糖 5.45mmol/L，肌酐 62.43μmol/L，尿酸 500.92μmol/L，三酰甘油 2.34mmol/L，总胆固醇 3.74mmol/L，高密度脂蛋白胆固醇 0.76mmol/L，低密度脂蛋白胆固醇 2.30mmol/L。

5. 自身免疫疾病标志物：抗核抗体 IgG 型阳性，胞质型 1：80，抗细胞质抗体阳性 1：80。补体 3 1.16g/L，补体 4 0.157g/L。免疫球蛋白亚类：免疫球蛋白 G 17.5g/L，免疫球蛋白 A 2.24g/L，免疫球蛋白 M 1.05g/L。红细胞沉降率 6mm/h。C 反应蛋白 2.31mg/L。

6. 入院心电图：心房颤动，完全性右束支传导阻滞，心电轴左偏，ST-T 改变（图 14-1）。

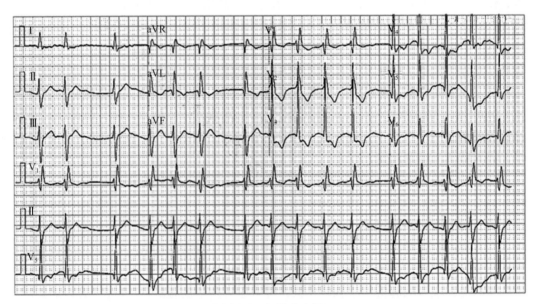

图 14-1　入院心电图

7. 超声心动图：右心房轻度扩大（左右径 × 上下径：39mm×48mm），右心室前后径 25mm，左心房前后径 33mm，左心室舒张末期前后径 52mm，室间隔厚度 8mm，左心室后壁厚度 8mm，左室射血分数 70%。二尖瓣少量反流，三尖瓣少中量反流。三尖瓣反流速度 3.3m/s，压差 43.6mmHg，估测肺动脉收缩压约 53mmHg。右肺静脉入左心房口探及血流加速，约 1.5m/s，峰值压差约 8mmHg。超声印象：右心房轻度扩大，二尖瓣少量反流，三尖瓣少中量反流，肺动脉高压，右肺静脉入左心房口处狭窄。

8. 下肢静脉超声：右小腿部分肌间静脉增宽，未见血栓征象。

9. X 线胸片：双下肺少许条索，余肺纹理大致正常，主动脉结不宽，肺动脉段饱满，心脏各房室不大，心胸比 0.45（图 14-2）。

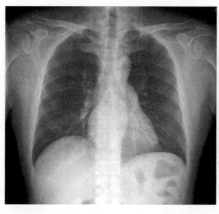
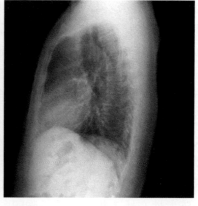

图 14-2　X 线胸片

10.肺动脉和肺静脉 CT：肺动脉无增宽，主肺动脉直径 28mm（同水平升主动脉直径 30mm），两侧段以上肺动脉未见充盈缺损。右上肺静脉入左心房口处局限性中度狭窄，以远管腔扩张（图 14-3）。

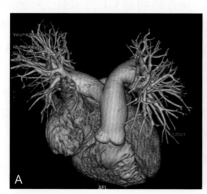
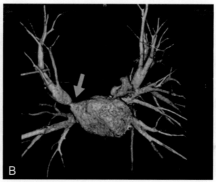

图 14-3　肺动脉 CT（A）和肺静脉 CT（B）。B 图橙色箭头所示为右上肺静脉入左心房口狭窄

11.肺通气 / 灌注显像：右肺上叶血流灌注减低，余通气 / 灌注显像未见异常（图 14-4）。

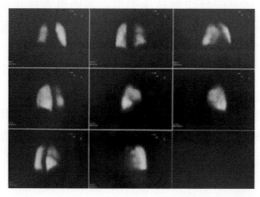
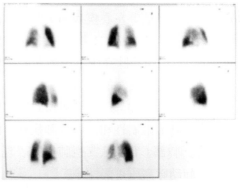

图 14-4　肺通气 / 灌注显像

12. 右心导管检查：导管路径未见异常，血氧分析提示右心系统各部位血氧饱和度未见明显异常，肺循环血流量/体循环血流量为 0.9，股动脉血氧饱和度 98%，右心房压 9/10/6mmHg，右心室压 65/-1/9mmHg，肺动脉压 61/20/37mmHg，肺动脉楔压（PAWP）20/20/18mmHg，心脏指数（CI）2.9L/（min·m²），心排血量（CO）4.27L/min，肺血管阻力（PVR）4.45WU。结论：混合型毛细血管后性肺动脉高压。

13. 心肌损伤标志物，尿、粪常规，铁代谢，甲状腺功能，肿瘤标志物，乙肝、丙肝、梅毒和人类免疫缺陷病毒（HIV）免疫学检查、腹部 CT 均未见异常。

【诊治经过】

根据前述病例资料，总结病例特点如下：中老年男性，慢性病程，急性加重，主要症状为阵发性心悸 3 年，活动后胸闷、气促 1 年，曾多次接受心房颤动环肺静脉射频消融手术。入院查体神志清楚，双肺呼吸音清晰，未闻及干、湿啰音，心律齐，P₂ 亢进，双胫前轻度凹陷性水肿。辅助检查提示 NT-proBNP 升高，心肌损伤标志物和 D-二聚体正常；超声心动图检查未见原发左心结构功能及瓣膜病变，但可见右心房增大，三尖瓣反流速度 3.3m/s，估测肺动脉收缩压 53mmHg，提示肺动脉高压高度可能。患者病程中多次行心房颤动射频消融手术治疗，完善肺动脉 CT 提示右上叶肺静脉入口处狭窄，肺通气/灌注显像提示右肺上叶血流灌注减低，考虑右上肺静脉狭窄诊断明确。进一步完善右心导管检查提示 mPAP 37mmHg，PAWP 18mmHg，PVR 4.45WU，故可诊断为混合型毛细血管后性肺动脉高压。

综上所述，本例患者最终诊断：①混合型毛细血管后性肺动脉高压；②获得性右肺静脉狭窄；③心律失常：心房颤动，心房扑动，房性期前收缩，完全性右束支传导阻滞，射频消融术后；④高脂血症；⑤高尿酸血症。

1. 肺动脉高压病因复杂，根据 2023 年《中国肺动脉高压诊治临床路径》，对本例患者肺动脉高压的可能病因及分类，具体剖析如下。

（1）动脉型肺动脉高压（PAH）：本例患者无 PAH 家族史，无特殊药物、毒物接触史，临床上无口干、眼干、关节肿痛、皮疹等风湿免疫相关症状及体征，客观检查排除 HIV 感染、门静脉高压、心内分流性疾病。右心导管检查血流动力学为混合型毛细血管后性肺动脉高压，不符合 PAH 的血流动力学特征，故不考虑 PAH。

（2）左心疾病所致肺动脉高压：为最常见的肺动脉高压类型。本例患者存在血脂异常、心房颤动等左心疾病相关肺动脉高压的危险因素，曾多次接受房颤环肺静脉射频消融手术，肺静脉 CT 提示右上叶肺静脉入口狭窄，右心导管检查提示 PAWP ＞ 15mmHg，目前肺动脉高压考虑为左心疾病所致肺动脉高压，继发于肺静脉狭窄可能性大，对于肺静脉狭窄的原因分析见后述分析。

（3）肺部疾病和（或）缺氧所致肺动脉高压：患者既往无慢性阻塞性肺疾病、间质性肺病、其他限制性和阻塞性肺疾病、睡眠呼吸障碍与肺泡低通气、慢性高原暴露相关病史，胸部 CT 未见典型肺气肿表现，股动脉血氧饱和度 98%，考虑肺部疾病/缺氧相关肺动脉高压可能性小。

（4）肺动脉阻塞所致肺动脉高压：患者发病前无肺栓塞病史，肺动脉 CT 未见肺动脉狭窄和栓塞征象，肺通气／灌注显像未见呈肺段性灌注缺损，故暂不支持肺动脉阻塞所致肺动脉高压。

（5）机制未明和（或）多因素所致肺动脉高压：患者既往无慢性溶血性贫血、骨髓增殖性疾病等明确血液系统疾病，无结节病、肺朗格汉斯细胞组织细胞增生症、神经纤维瘤病、糖原贮积症、戈谢病、慢性肾功能不全、纤维性纵隔炎等疾病，故暂不考虑该病。

2. 针对肺静脉狭窄，考虑可能原因如下。

（1）先天性：患者既往无肺静脉发育不良或缺如、肺静脉异位连接伴狭窄等病史，患者以单纯右上肺静脉入左心房开口处狭窄，发病年龄晚，无多支病变、闭塞以及其他先天性心脏病，考虑先天性肺静脉狭窄可能性小。

（2）获得性：患者无纤维纵隔炎、外科肺静脉修复术后、结节病、胸部放疗、恶性肿瘤浸润、纵隔肉芽肿和肺移植术后等病史，但患者既往多次行心房颤动射频导管消融术，肺静脉狭窄部位于左心房 - 肺静脉连接处，考虑心房颤动射频导管消融术相关肺静脉狭窄可能性大。

根据上述分析，最终诊断为获得性肺静脉狭窄所致肺动脉高压，患者肺静脉狭窄位于肺静脉 - 左心房连接处，单支病变，中度狭窄，根据 2023 年《肺静脉狭窄诊治中国专家共识》，暂不考虑介入及外科治疗，嘱患者每 3 ～ 6 个月复查影像学评估病变情况。由于患者为混合型毛细血管后性肺动脉高压，暂不考虑使用肺动脉高压靶向药物，给予呋塞米、螺内酯利尿，补钾、控制血脂等治疗，患者胸闷、气促缓解。3 个月后复查 NT-proBNP 128.7pg/ml，复查超声心动图提示右心室前后径 21mm，左心房前后径 32mm，左心室前后径 40mm，左室射血分数 65%，三尖瓣反流速度 3.0m/s，估测肺动脉收缩压 41mmHg。复查右心导管检查提示：右心房压 13/12/9mmHg，右心室压 49/3/12mmHg，肺动脉压 51/20/32mmHg，PAWP 23/20/16mmHg，CI 3.07L/（min·m²），CO 4.71L/min，PVR 3.40WU，病情较前好转，继续密切随访观察。

【疾病介绍】

心房颤动导管消融术是成人获得性肺静脉狭窄最常见的病因，与消融术式、消融部位和射频能量相关。越靠近肺静脉口及长时间、高能量的环状消融，对肺静脉内膜的物理化学性损伤越大，肺静脉狭窄的发生率越高。心房颤动射频导管消融所致肺静脉狭窄的特点为：狭窄多位于左心房 - 肺静脉连接处，消融部位的肺静脉内膜出现局部增生和胶原沉着，伴内膜纤维化、平滑肌细胞增生和血管收缩；部分患者肺静脉管腔可完全闭塞，相应肺小动脉出现类似肺动脉高压改变。不同文献报道的发生率存在较大差异，心房颤动射频导管消融术后肺静脉狭窄的总体发生率为 1% ～ 3%。随着消融技术进步和对肺静脉狭窄的认识程度提高，术后肺静脉狭窄的发生率明显下降，但由于术后随访率较低、缺乏无症状患者的临床和影像学随访资料等，其真实发病率可能被低估。

肺静脉狭窄的临床症状缺乏特异性，因此当临床上发现不明原因的咳嗽、呼吸困难、咯血、晕厥、运动耐量下降、反复肺部感染和胸腔积液等，需要警惕肺静脉狭窄。通过病史、心电图、X 线胸片可以初步评估肺静脉狭窄的可能性，通过超声心动图、肺静脉 CT 血管成像及肺静脉磁共振血管成像等检查手段对肺静脉狭窄进行早期诊断及病情评估至关重要。确诊肺静脉狭窄后应该进一步评估病因，包括先天性和获得性。此外，当出现以下情况需考虑临床干预：单支肺静脉近心端狭窄＞70%伴有临床症状；同侧双支肺静脉近心端狭窄＞70%；多支、多段肺静脉重度狭窄。目前，肺静脉狭窄的治疗策略主要包括内科药物、介入治疗和外科手术。内科药物多为对症治疗，例如使用利尿剂改善肺叶和间质水肿，继发肺静脉血栓者可给予抗凝治疗，反复咯血可应用止血剂，应当强调的是肺动脉高压靶向药物在该类患者中应当慎用。目前针对不同病因肺静脉狭窄的外科干预方法、干预时机尚无明确标准，对于婴幼儿先天性肺静脉狭窄伴心内畸形或复杂肺静脉狭窄可考虑外科手术治疗。介入治疗即经皮导管肺静脉成形术，包括球囊成形术和支架置入术，是目前治疗肺静脉狭窄的主要手段，尤其对影像学表现为肺静脉近心端或近中段局限性狭窄及闭塞性病变，可以解除狭窄，改善肺静脉血流，缓解临床症状，介入治疗术后应当定期复查是否发生再狭窄，必要时行再次干预（图 14-5）。

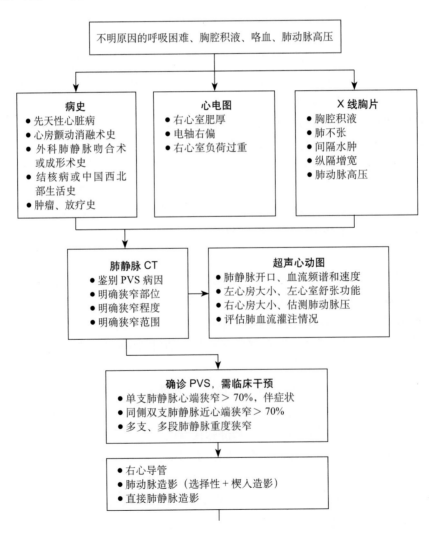

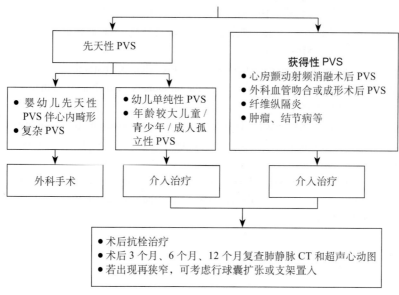

图 14-5　肺静脉狭窄的诊治流程

【病例点评】

临床上肺动脉高压分为五大类，异质性大，左心疾病所致肺动脉高压占 65% ～ 80%，血流动力学表现为毛细血管后性肺动脉高压。本病例因接受多次心房颤动导管消融术，导致肺静脉狭窄，并出现获得性肺静脉狭窄所致肺动脉高压。肺静脉狭窄分为先天性和获得性，成人获得性肺动脉狭窄以医源性因素心房颤动导管消融术相关最为常见。肺静脉狭窄可引起肺组织淤血水肿、相应肺动脉灌注降低、肺通气血流分布异常。随着疾病进展，相应肺小动脉逐渐出现继发性病理改变，最终可导致混合性毛细血管后性肺动脉高压和右心功能不全。此外，对于本病例肺动脉高压的筛查，如肺部疾病 / 低氧、PAH、慢性血栓栓塞性肺动脉高压等病因也应当谨慎筛查。值得强调的是，右心导管检查术是诊断肺动脉高压的金标准，它能够获得肺血流动力学及血氧动力学完整资料，是目前能够获得肺循环准确资料的唯一方法。通过右心导管检查明确该患者为毛细血管后性肺动脉高压，对后续肺动脉高压病因评估及治疗方案的选择具有重大意义。本例患者在经过积极内科药物治疗后，肺动脉压力和阻力均有所改善，呈单纯型毛细血管后性肺动脉高压特点。后续需要加强随访，若出现病情加重等情况，需再次评估后行介入或外科手术治疗，以缓解症状、改善血流动力学状态和临床结局。

（曾绮娴　章思铖）

参 考 文 献

[1]　Simard T, Sarma D, Miranda WR, et al. Pathogenesis, evaluation, and management of pulmonary vein stenosis: JACC review topic of the week. J Am Coll Cardiol, 2023, 81(24): 2361-2373.

[2]　国家心血管病中心肺动脉高压专科联盟，国家心血管病专家委员会右心与肺血管病专业委员会 .

中国肺动脉高压诊治临床路径 . 中国循环杂志 , 2023, 38(7): 691-703.

[3]　中华医学会心血管病学分会 , 中华心血管病杂志编辑委员会 . 肺静脉狭窄诊治中国专家共识 . 中华心血管病杂志 , 2023, 51(9): 930-943.

[4]　De Greef Y, Tavernier R, Raeymaeckers S, et al. Prevalence, characteristics, and predictors of pulmonary vein narrowing after isolation using the pulmonary vein ablation catheter. Circ Arrhythm Electrophysiol, 2012, 5(1): 52-60.

[5]　Holmes DR Jr, Monahan KH, Packer D. Pulmonary vein stenosis complicating ablation for atrial fibrillation: clinical spectrum and interventional considerations. JACC Cardiovasc Interv, 2009, 2(4): 267-276.

[6]　Feltes TF, Bacha E, Beekman RH 3rd, et al. Indications for cardiac catheterization and intervention in pediatric cardiac disease: a scientific statement from the american heart association. Circulation, 2011, 123(22): 2607-2652.

病例 15. 左心疾病所致肺动脉高压——射血分数保留的心力衰竭

【病史简介】

患者女，35岁。因"间断心悸、胸闷3年，超声检查发现肺动脉高压10天"来院。

现病史：患者3年前开始出现间断心悸、活动时、后胸闷，持续30分钟到1小时，否认胸闷、下肢水肿、头晕等，查心电图检查提示"心房颤动"，心脏MRI提示"左心房增大，左心室舒张功能受限"，间断给予药物复律。2021年1月、10月于本院行房颤冷冻消融手术2次，术后长期服用胺碘酮控制室律、利伐沙班抗凝。患者仍间断发作心悸、胸闷。2023年7月患者因"腹泻"住院，住院期间超声心动图检查提示"估测肺动脉收缩压升高"，为进一步明确肺动脉高压的诊治就诊本院。病程中，患者否认发热，否认静脉曲张、关节肿痛、口腔溃疡、皮疹红斑、雷诺现象、口干、眼干、关节肿痛、猖獗龋。自发病以来，患者饮食、睡眠尚可，大小便正常，体重无明显变化。

个人史：无特殊。

家族史：患者父亲患有心肌病，多年前曾在本院安装起搏器，具体不详。患者伯父患有心力衰竭，患者堂妹心脏超声检查提示"双心房增大，肺动脉高压"。

【体格检查】

体温36.1℃，脉搏75次/分，呼吸20次/分，血压105/72mmHg。全身皮肤黏膜无黄染、皮疹，颈部无血管杂音，双肺呼吸音清晰；心前区无隆起，心尖搏动位于左侧锁骨中线第5肋间内0.5cm，未触及震颤，心脏浊音界正常，心律齐，心率75次/分，$A_2 < P_2$，未闻及心脏杂音及心包摩擦音，肝颈静脉回流征阴性，下肢无水肿。

【辅助检查】

1. 血常规：白细胞总数 $7.48 \times 10^9/L$，中性粒细胞百分比60.3%，血红蛋白浓度148.00g/L，血小板总数 $274 \times 10^9/L$。

2. 血生化：白蛋白48.2g/L，丙氨酸转氨酶20U/L，天冬氨酸转氨酶18U/L，谷氨酰转肽酶22U/L，肌酐61.17μmol/L，尿素氮4.52mmol/L，尿酸369.21μmol/L，三酰甘油1.22mmol/L，总胆固醇4.93mmol/L，高密度脂蛋白胆固醇1.51mmol/L，低密度脂蛋白2.87mmol/L。

3. 甲状腺功能正常。

4. D-二聚体正常。

5. 自身免疫疾病标志物：抗核抗体谱、抗蛋白酶3抗体、抗髓过氧化物酶抗体、抗肾小球基底膜抗体、狼疮抗凝物、抗心磷脂抗体、C3、C4、免疫球蛋白正常。NT-

proBNP 201pg/ml。

6. 心电图：窦性心律，一度房室传导阻滞。

7. 动态心电图：窦性心律、一度房室传导阻滞、部分 ST 段压低、偶发房性期前收缩、心率变异性：SD > 50 毫秒（图 15-1）。

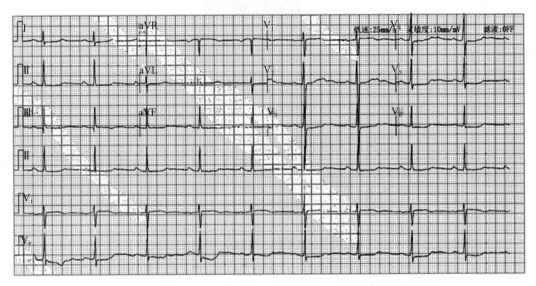

图 15-1　心电图示一度房室传导阻滞、ST-T 改变、QT 间期延长

8. X 线胸片：两肺纹理稍重，主动脉结不宽，肺动脉段平直，心影圆隆，心胸比 0.49（图 15-2）。

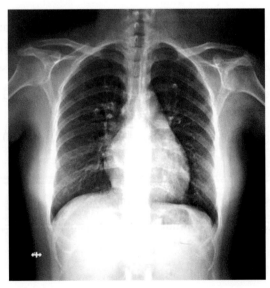

图 15-2　X 线胸片显示肺动脉段平直

9. 超声心动图：左心房前后径 50mm，左心室舒张末期前后径 49mm，左室射血分数 67%，右心室前后径 23mm，三尖瓣环收缩期位移距离 21mm，估测肺动脉收缩压 43mmHg，结论：左心房增大，左心室舒张功能减低，少量心包积液（图 15-3）。

10. 下肢深静脉超声未见异常。

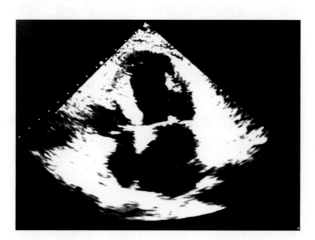

图 15-3 超声心动图显示左心房增大

11. CT：①肺动脉 CT 血管造影显示主肺动脉、左右肺动脉及其各叶段肺动脉分支显影好，未见管腔内充盈缺损及缺支改变，肺动脉增宽，内径约 32m，同层面升主动脉内径约 26mm。②肺静脉 CT 三维成像显示左心房增大，前后径约 46mm，未见明确充盈缺损征象。左侧两支、右侧两支肺静脉汇入左心房，汇入处未见狭窄。③主动脉 CT 三维成像显示主动脉升、弓、降部显影好，主动脉管壁及冠状动脉未见钙化斑块（图 15-4）。

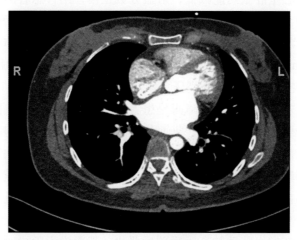

图 15-4 CT 显示左侧两支、右侧两支肺静脉汇入左心房，汇入处未见狭窄

12. 肺通气 / 灌注显像：双肺血流灌注不均匀受损，符合肺动脉高压改变。

13. 右心导管检查：右心房压 14/10/9mmHg，右心室压 50/3/12mmHg；肺动脉压

48/23/35mmHg；PAWP 20/38/26mmHg；肺血管阻力 2.34WU；心脏指数 3.2L/（min·m²）。

14. 心脏 MRI：左心房增大，余各房室腔内径正常范围（左心房前后径 40mm，左心室横径 47mm），左心室各节段室壁厚度正常（室间隔 5～7mm，左心室侧壁 4～5mm），左心室整体收缩运动正常，舒张功能受限，左心室流出道通畅。右心室流出道无增宽，右心室壁未见脂肪浸润信号。主肺动脉偏宽。房室瓣及主动脉瓣启闭良好，未见异常。心包无增厚，心包腔内少许积液。心肌首过灌注未见明确灌注减低或缺损。

15. 睡眠监测：不符合阻塞性睡眠呼吸暂停。

16. 6 分钟步行试验 600m。

17. 肺功能检查：轻度限制性通气功能障碍，肺弥散功能轻度障碍。

18. 心肺运动试验：心电图运动试验阴性，中度运动受限，Peak VO$_2$ 16.5ml/（min·kg），达预计值 57%。

19. 全外显子基因检测：*TTN* 基因突变。

【诊治经过】

患者为青年女性，慢性病程，存在活动后胸闷气短症状，肺动脉瓣第二心音亢进的体征，超声心动图检查三尖瓣反流速度为 3.1m/s，估测肺动脉收缩压为 43mmHg，提示肺动脉高压中度可能。

进一步排除肺动脉高压原因，本例患者血气分析氧分压、血氧饱和度在正常范围，肺 CT 未见肺实质病变，肺功能正常，基本排除低氧/肺部疾病相关肺动脉高压。患者肺通气/灌注显像未见呈肺段性分布灌注缺损；肺 CTA 未见肺动脉段以上分支栓塞及狭窄、闭塞征象，排除肺动脉阻塞疾病。同时也排除甲状腺疾病、自身免疫病、肝病、血液病等其他相关系统疾病。本例患者超声心动图及心脏磁共振显像均提示左心房增大，左心室舒张功能减低，射血分数正常，结合患者的病史体征，符合射血分数保留的心力衰竭。进一步右心导管检查显示右心房压 14/10/9mmHg，右心室压 50/3/12mmHg；肺动脉压 48/23/35mmHg；PAWP 20/38/26mmHg；肺血管阻力 2.34WU；心脏指数 3.2L/（min·m²）。血流动力学符合混合型毛细血管后性肺动脉高压。故目前诊断考虑为左心疾病所致肺动脉高压（第二大类肺动脉高压）。

在本病例中，左心室舒张功能障碍是患者发生肺动脉高压的主因。左心舒张功能不全导致左心室舒张末期压力升高，进而使得肺静脉回流至左心房的阻力增加，肺静脉压力升高；当肺静脉压力超过一定阈值时，压力会逆传导至肺动脉，引起肺动脉高压。此外，长期肺静脉高压和肺动脉高压可导致肺血管结构发生重构，包括肺血管平滑肌细胞增生、肺血管壁增厚和肺血管床减少，使得肺血管阻力进一步增加，加重肺动脉高压。

左心疾病患者在发生肺动脉高压后预后恶化，然而尚无随机对照临床试验支持这些患者可以从肺动脉高压的靶向药物治疗中获益。《中国肺动脉高压诊断与治疗指南（2021 版）》指出左心疾病所致肺动脉高压的治疗应以处理基础左心疾病为主，不推荐常规使用靶向药物。因此，本例患者给予螺内酯片 20mg qd，呋塞米片 20mg qd，托拉塞米 20mg qd 改善心力衰竭，患者症状好转，于 1 周后出院，随后规律门诊复诊，目前一般情况良好，病情稳定。

【疾病介绍】

左心疾病相关性肺动脉高压（pulmonary hypertension due to left heart disease，PH-LHD）是最常见的肺动脉高压临床分型。它可能由射血分数降低型心力衰竭（heart failure with reduced ejection fraction，HFrEF）、射血分数轻微降低型心力衰竭（heart failure with mid-range ejection fraction，HFmrEF）及射血分数保留型心力衰竭（heart failure with preserved ejection fraction，HFpEF）引起。对于临床疑诊肺动脉高压的患者，若年龄 > 65 岁且合并肥胖、高血压、冠心病、糖尿病、血脂异常、心房颤动、左束支传导阻滞等危险因素，需要考虑左心疾病相关性肺动脉高压的可能性。为明确诊断，需完善心电图、胸部 X 线、超声心动图、CT、心脏磁共振成像等检查，以甄别肺动脉高压的病因。

肺动脉高压在 HFpEF 患者中非常普遍，并与 HFpEF 患者的死亡率独立相关。在 HFpEF 患者中，肺动脉高压主要由左心压力升高和肺静脉充盈逆向传导至肺动脉，属于毛细血管后性肺动脉高压。部分 HFpEF 患者由于肺血管长期被动充血，可进一步发生肺血管重构，出现毛细血管前成分的肺动脉高压。据估计，高达 28% 的 HFpEF 患者合并混合性毛细血管后性肺动脉高压。HFpEF 的诊断通常基于三个关键组分：心力衰竭相关的症状和体征、射血分数保留的证据（左室射血分数 ≥ 50%）及左心室舒张功能障碍的存在。目前，临床上常使用 H2FPEF 和 HFA-PEFF 评分对疑似 HFpEF 患者进行评估。此外，左心房扩大在 HFpEF 患者中非常普遍，与左心室舒张功能障碍有关，是 HFpEF 患者的预后不良的危险因素。40% ～ 50% 的 HFpEF 患者存在心房颤动，其终身风险约为 67%。

舒张功能障碍，特别是由左心室僵硬程度增加引起的舒张功能障碍，是 HFpEF 的重要特征。肌联蛋白（titin）是一种肌联蛋白基因（*TTN*）编码的蛋白质，它与心肌的僵硬程度密切相关。肌联蛋白的作用类似于一种分子弹簧，是心肌细胞被动弹性的决定因素。在 HFpEF 患者中，肌联蛋白修饰过程，如磷酸化、氧化、乙酰化等，存在差异。这些差异可能参与了疾病的发生和进展，因此，肌联蛋白也成为心力衰竭的潜在治疗靶点。同时，*TTN* 基因的突变与多种心肌病相关，其中，*TTN* 基因的截短变异是家族性扩张型心肌病最常见的致病突变。在本病例中，对患者和亲属的基因检测和咨询可能有利于疾病的早期识别和干预。

左心疾病相关性肺动脉高压主要针对左心疾病。目前尚无循证医学证据支持在左心疾病所致肺动脉高压使用靶向药物治疗。事实上，靶向药物的使用甚至可导致病情加重，因此，不推荐将靶向药物用于这类患者。总体而言，左心疾病的治疗包括控制心血管危险因素、药物治疗（如利尿剂、血管紧张素转化酶抑制剂、β 受体阻滞剂等）、非药物治疗（例如瓣膜置换、冠状动脉再灌注治疗、心室再同步化治疗、左心辅助装置、心脏移植等）及同时处理并纠正合并症（如慢性阻塞性肺疾病、睡眠呼吸暂停综合征、肺栓塞等）。通过这些综合治疗措施，旨在提高患者的生活质量和预后。

【病例点评】

在这位患有左心疾病相关性肺动脉高压的青年女性患者的治疗过程中，临床医师通过超声心动图、CT、磁共振、右心导管等综合检查，全面评估了患者的心血管状况，精准诊断了肺动脉高压的病因。肺动脉高压的临床分型和不同病因的鉴别诊断是个体化治疗方案的基石，在本病例中，通过抗心力衰竭药物治疗，患者的心力衰竭症状得到缓解。值得注意的是，治疗中未盲目使用缺乏循证医学证据支持的靶向药物，凸显了科学合理的治疗决策。这也提醒我们在治疗中全面评估左心疾病，完整地采集包括肺动脉楔压在内的一系列血流动力学指标。本病例的诊治中还考虑了遗传学因素的影响，并强调了对慢性病患者长期随访的重要性。这一治疗经验为肺动脉高压患者的管理提供了启示，强调了多学科协作、精细化诊断、个体化治疗和科学的随访管理的重要性。

（曾绮娴　段安琪）

参 考 文 献

[1] 罗勤.中国肺动脉高压诊治临床路径.中国循环杂志, 2023, 38(7): 691-703.

[2] Nagueh SF. Heart failure with preserved ejection fraction: insights into diagnosis and pathophysiology. Cardiovasc Res, 2021, 117(4): 999-1014.

[3] Guazzi M, Ghio S, Adir Y. Pulmonary hypertension in HFpEF and HFrEF: JACC review topic of the week. J Am Coll Cardiol, 2020, 76(9): 1102-1111.

[4] Loescher CM, Hobbach AJ, Linke WA. Titin (TTN): from molecule to modifications, mechanics, and medical significance. Cardiovasc Res, 2022, 118(14): 2903-2918.

[5] Simmonds SJ, Cuijpers I, Heymans S, et al. Cellular and molecular differences between HFpEF and HFrEF: a step ahead in an improved pathological understanding, 2020, 9(1): 242.

[6] 熊长明.《中国肺动脉高压诊断与治疗指南(2021 版)》解读——左心疾病所致肺动脉高压.中国实用内科杂志, 2022, 42(2): 128-130.

[7] Humbert M, Kovacs G, Hoeper MM, et al. 2022 ESC/ERS Guidelines for the diagnosis and treatment of pulmonary hypertension. Eur Heart J, 2022, 43(38): 3618-3731.

病例 16. 阻塞性睡眠呼吸暂停所致肺动脉高压

【病史简介】

患者女，41 岁。因"夜间打鼾 5 年，胸闷、气促 6 月余"于 2018 年 8 月 27 日入院。

现病史：患者 5 年前开始出现夜间打鼾，鼾声响，偶有憋醒、晨起头痛，夜尿 2 ～ 3 次 / 晚，白天易犯困，未予以重视；6 个月前开始出现活动后胸闷、气促，活动耐量逐渐下降，伴双下肢轻度水肿，否认明显胸痛、晕厥、咯血、夜间阵发性呼吸困难，至外院就诊，完善心脏超声提示"左心房前后径 50mm，左心室舒张末期前后径 41mm，右心房左右径 55mm，右心室前后径 36mm，LVEF 60%，升主动脉增宽，左心房及右心扩大，肺动脉高压（估测肺动脉收缩压 86mmHg）"；睡眠呼吸监测提示"重度阻塞性睡眠呼吸暂停综合征、重度夜间低氧血症"，现患者为求进一步诊治，门诊以"肺动脉高压、重度阻塞性睡眠呼吸暂停"收住院。自发病以来，患者精神尚可，睡眠欠佳，大小便正常，饮食尚可，体重无明显改变。

既往史：高血压史 2 年余，长期口服"贝那普利和非洛地平"缓释片，血压控制情况不详；确诊高脂血症、2 型糖尿病 3 个月。否认其他心肺脑等疾病史，否认乙型肝炎、丙型肝炎等传染病史，否认外伤史，否认输血史。

个人史：否认吸烟、饮酒史；否认特殊药物、毒物等接触史。

婚育史：已婚，育有 1 子，配偶及儿子身体健康。

家族史：父母健在，无类似病史，否认家族遗传病史。

【体格检查】

体温 36.3℃，脉搏 87 次 / 分，呼吸 20 次 / 分，血压 110/80mmHg。神志清楚，精神可，体型肥胖（BMI 33.2kg/m^2），皮肤巩膜无黄染，口唇无发绀，颈静脉无充盈。心界略向右扩大，心率 87 次 / 分，律齐，肺动脉瓣听诊区可闻及第二心音亢进，各瓣膜区未闻及杂音，无心包摩擦音。双肺呼吸音清晰，未闻及明显干、湿啰音，无哮鸣音。腹平软，肝肋下未触及，移动性浊音阴性，双下肢轻度对称性凹陷性水肿。生理反射存在，病理反射未引出。

【辅助检查】

1. 血常规：RBC 7.81 ×10^9/L，HGB 215g/L，HCT 0.679。

2. 血生化：ALT 7U/L，AST 17U/L，Tbil 16.7μmol/L，Glu 4.71mmol/L，Cr 59.79μmol/L，CHOL 3.73mmol/L，LDL-C 2.52mmol/L，K$^+$ 4.02mmo/L，UA 680.98μmol/L，HbA1c 7.3%。

3. NT-proBNP 843.5pg/ml。

4. D- 二聚体 0.81μg/ml（0 ～ 0.5μg/ml），INR 2.36。

5. 炎症指标：hsCRP 1.41mg/L，ESR 1mm。

6. 风湿免疫指标、甲状腺功能、乙肝／丙肝／艾滋未见异常。

7. 心电图：窦性心律，肺性 P 波，V_1 ～ V_4 导联 T 波低平／倒置，电轴右偏，存在右心负荷过重的征象（图 16-1）。

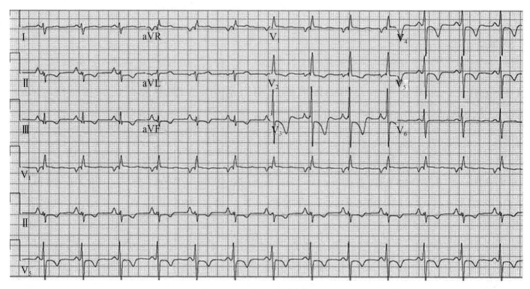

图 16-1　心电图

8. X 线胸片：双侧肺门中心肺动脉扩张，外围肺纹理相对纤细；主动脉结不宽；肺动脉段轻凸；心影明显增大；双侧肋膈角欠锐利；心胸比 0.69。结论：肺动脉高压改变（图 16-2）。

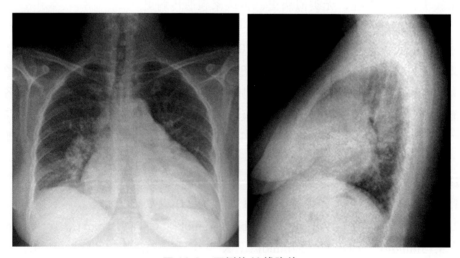

图 16-2　正侧位 X 线胸片

9. 超声心动图：左心房前后径 51mm，右心房内径 55mm×65mm，右心室前后径 42mm，左室射血分数 60%，估测肺动脉收缩压 65mmHg，结论：双心房、右心室大，高度怀疑肺动脉高压，微量心包积液。

10. 血气分析：pH 7.342，PaO_2 47.7mmHg，$PaCO_2$ 59.3mmHg，SaO_2 78.6%。

11. 肺功能：FVC 1.57L，占预计值 51%；FEV_1 1.32L，占预计值 49%；FEV_1/FCV% 83.2%；MVV 77.21L/min，占预计值 76%；DLCO15.8ml/（min·mmHg），占预计值 63%，提示中度限制性通气功能障碍，肺弥散功能轻度障碍。

12. 肺动脉增强 CT 及胸部 CT 平扫：肺动脉高压改变，病源性质待定；肺动脉扫描段以上血管未见血栓栓塞征象；心包少量积液；胸骨后甲状腺肿；左肺上叶舌段少量肺纹理聚拢，左肺上叶舌段、左肺下叶内前底段少量索条。右侧水平裂局部结节样增厚（图 16-3）。

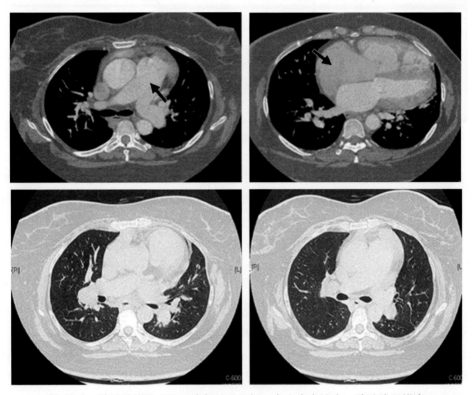

图 16-3　肺动脉增强 CT 及胸部 CT 平扫：右心房室扩大，肺动脉干增宽

13. 核素肺灌注显像：双肺放射性分布不均匀，左肺多发不呈肺段分布稀疏区，余双肺未见明确呈肺段分布的异常放射性稀疏或缺损区。心影增大。结论：双肺血流灌注不均匀受损，符合肺动脉高压改变（图 16-4）。

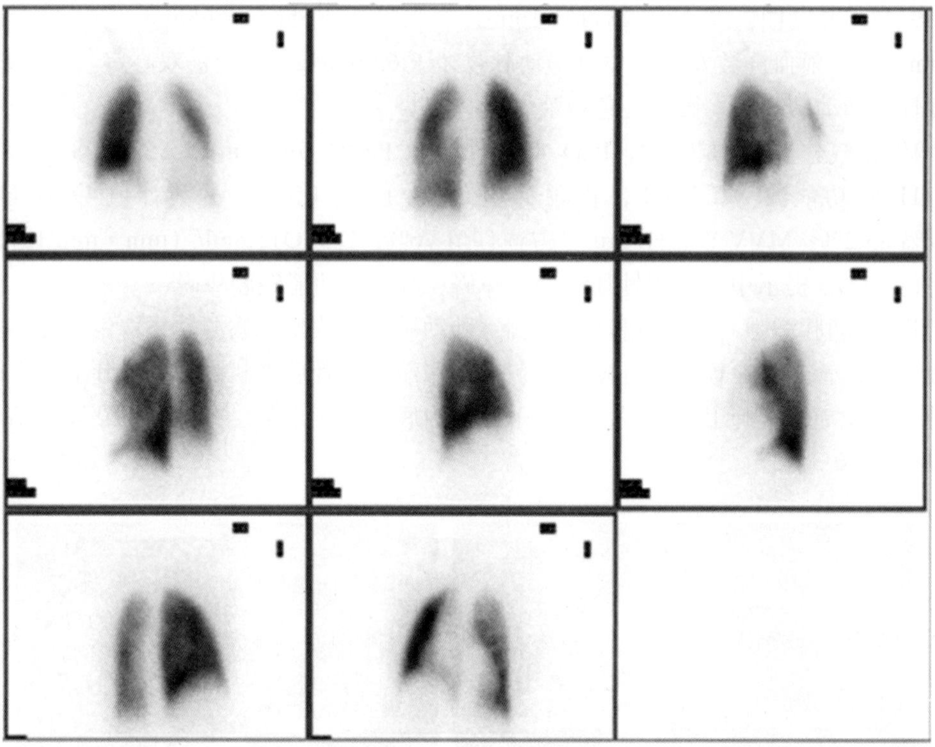

图 16-4　核素肺灌注显像

14. 睡眠呼吸监测：AHI 72.9 次 / 小时，ODI 76.9 次 / 小时，呼吸事件均为阻塞性，呼吸暂停最长时间为 75.5 秒；平均血氧饱和度 58%，最低血氧饱和度 50%，符合重度阻塞型睡眠呼吸暂停综合征，伴重度夜间低氧血症。Epworth 嗜睡量表评分 11 分。

15. 心肺运动试验：Peak VO$_2$ 15.4ml/（min·kg），占预计值 73%，提示轻度运动受限。

16. 6 分钟步行试验：433m。

17. 右心导管检查：①导管径路未见明显异常。②血氧分析，右心肺动脉各水平平均血氧饱和度未见明显差异。Qp/Qs=1.23，动脉血氧饱和度 84.5%。③压力测定，右心房压 7/4/2mmHg，右心室压 63/-6/4mmHg，肺动脉收缩压 / 舒张压 / 平均压 62/28/40mmHg，PAWP 4/6/4mmHg，CI 3.74L/（min·m^2），PVR 3.27WU。结论：符合毛细血管前性肺动脉高压。

【诊治经过】

患者为青年女性，慢性病程，既往有高血压、高血脂及糖尿病史，主诉夜间打鼾及活动后胸闷气促，体型肥胖，P$_2$＞A$_2$，心电图及 X 线胸片提示右心负荷过重，NT-proBNP 升高，以上均指向肺动脉高压的可能性。肺动脉高压的诊断从疑诊、确诊、求因及功能评价 4 个方面进行。患者心脏超声初筛提示三尖瓣反流速度增加 [3.7m/s（＞3.4m/s）]，伴右心房室增大和室间隔平直，提示肺动脉高压高度可能。因此，进一步行右心导管术检查，结果显示：mPAP 40mmHg，PAWP 4mmHg，PVR 3.27WU，符合毛细血管前性肺动脉高压的诊断。

为明确肺动脉高压病因，超声心动图未发现明显的左心结构和功能异常，PAWP ≤ 15mmHg，可除外由左心疾病所致的毛细血管后性肺动脉高压；患者肺动脉 CT 未见栓塞征象，未见管腔狭窄、闭塞性改变，且核素肺灌注显像未见呈肺段性的放射性缺损区域，因此，也除外肺动脉阻塞所致肺动脉高压的可能。

结合患者病史，患者为 41 岁女性，夜间打鼾超过 5 年，夜尿 2 ～ 3 次 / 晚，肥胖体型，睡眠呼吸监测提示 AHI 高达 72.9 次 / 小时，以阻塞性呼吸事件为主，最长呼吸暂停时间为 75.5 秒，夜间最低血氧饱和度 50%，符合重度阻塞型睡眠呼吸暂停综合征，伴重度夜间低氧血症。其次，患者存在清醒期低通气（日间 $PaCO_2$ 59mmHg），达到肥胖标准（BMI 32kg/m^2），且患者胸部 CT、肺功能及甲状腺功能等结果排除其他病因引起的低通气综合征，故诊断肥胖低通气综合征亦成立。

此外，该患者也进一步排查了动脉型肺动脉高压的病因。①病史回顾：患者无药物、毒物接触史；无疫水、血吸虫接触史；②超声心动图：未见先天性心脏畸形及心内分流；③自身免疫抗体：抗核抗体谱、抗内皮细胞抗体、抗磷脂抗体谱、抗中性粒细胞胞质抗体、狼疮抗凝物均阴性；④腹部超声：无肝脾大、门静脉扩张及腹水等征象；⑤ HIV 阴性等。不考虑为第一大类肺动脉高压。

因此，该患者的最终诊断为：①低氧相关性肺动脉高压；②慢性肺源性心脏病（心脏扩大、心功能 III 级、心包积液）；③重度阻塞型睡眠呼吸暂停伴重度低氧血症；④肥胖低通气综合征；⑤高血压 3 级（极高危）；⑥ 2 型糖尿病；⑦高脂血症；⑧高尿酸血症。对于该患者，基本的治疗方案包括生活方式的调整（如减轻体重、低盐低脂饮食）及利尿（螺内酯片 20mg qd，呋塞米片 20mg qd，托拉塞米片 10mg qd）以减轻心脏负荷控制心力衰竭，控制血压和血糖治疗。

根据《2022 ESC/ERS 肺动脉高压指南》，对于疑似合并肺动脉高压的肺病患者，推荐优化基础肺病治疗，并在必要时改善其低氧血症、睡眠呼吸障碍和（或）肺泡低通气。因此，我们未对患者采用靶向药物治疗，而是重点使用无创呼吸机治疗患者的阻塞性睡眠呼吸暂停（OSA）。经整夜压力滴定后，患者使用持续气道正压通气（CPAP）模式进行治疗，耐受性好。随访近 1 年后，患者平均呼吸机使用时间为每晚 5 小时 34 分钟，≤ 90% 时间的平均设备压力维持在 9.6cmH$_2$O，治疗后 AHI 1.8 次 / 小时，相关指标（包括体重、NT-proBNP、氧合情况及心脏结构与功能）接近恢复至正常水平（表 16-1），X 线胸片提示右心负荷过重显著减轻（图 16-5）；患者呼吸功能和运动耐量有所改善，峰值耗氧量从占预计值的 73%（15.4ml/min/kg）提高到 90%[21.2ml/（min·kg）]；复查漂浮导管测得的 mPAP 降至 24mmHg，PVR 降至 2.89WU。规律随访至今，患者整体情况良好，日常活动无异常。

表 16-1　随访指标（实验室检查和心脏超声）

	治疗前	治疗 4 个月	治疗 9 个月
BMI（kg/m²）	33.2	28.5	28.1
HGB（g/L）	215（↑）	130	128
NT-ProBNP（pg/ml）	843.5（↑）	9.7	43.4
UA（μmol/L）	680（↑）	488	449.8
血气分析			
PaO₂（mmHg）	47.7（↑）	70.1	70.6
PaCO₂（mmHg）	59.3（↑）	46.1	44
SaO₂	88.6%（↓）	93%	92.6%
超声心动图			
LA/RA（mm）	51/55	37/45	37/35
LV/RV（mm）	42/42	42/29	42/32
APAP（mmHg）	65	46	34

治疗前　　　　　　　　　　治疗 4 个月　　　　　　　　　　治疗 9 个月

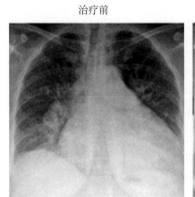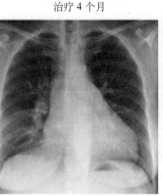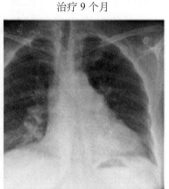

图 16-5　随访指标（X 线胸片）

【疾病介绍】

　　肺动脉高压的临床分类基于其病理生理学机制、临床表现、血流动力学特征和治疗管理方面的相似性与差异性，共分为五大类。其中，OSA 引起的肺动脉高压归为第三大类。OSA 是一种常见的睡眠呼吸障碍，特征是睡眠期间上气道的完全或部分阻塞，导致呼吸暂停或低通气，引起间歇性低氧、胸腔内压波动、睡眠片段化、自主神经功能紊乱及炎症反应等。全球约有 9.36 亿人患有 OSA，而我国患病人数高达 1.76 亿，居世界首位。OSA 与多种心血管病的发生发展密切相关，且影响疾病预后。

　　在肺动脉高压患者中，OSA 检出率可高达 70% ~ 80%。OSA 通过多种机制促进肺动脉高压的发展，其中缺氧是主要的病理机制。OSA 患者的夜间低氧可加剧 PH 患者的血流动力学和右心功能障碍，与不良预后有关。在缺氧环境下，肺动脉内皮细胞和肺动脉平滑肌细胞异常增殖和迁移，导致肺动脉重构和阻力增加，进而使肺动脉压力升高。其他促进肺动脉高压的机制包括胸内负压增大、自主神经功能失调、高凝状态及高碳酸血症等。

CPAP 是治疗 OSA 的首选方法，其通过在吸气和（或）呼气期间提供恒定加压气流以保持上气道通畅。CPAP 对改善肺动脉高压患者的肺血流动力学具有潜力，特别是在治疗开始前已有肺动脉高压的患者。两项 Meta 分析显示，CPAP 能降低 OSA 患者的 mPAP。在本病例中，经过 9 个月的 CPAP 治疗，患者的 mPAP 从 40mmHg 下降至 24mmHg，突出了 CPAP 治疗的潜在获益。然而，关于 CPAP 治疗对 OSA 引起的肺动脉高压患者远期临床结局的改善结果尚不明确，需要未来长期随访研究进一步证实。

【病例点评】

本部分成功描绘了一位青年患者首发肺动脉高压且伴有重度 OSA 及肥胖低通气综合征的诊治历程。病历展示从初步疑诊、超声心动图筛查、临床分型鉴别，到通过右心导管确诊的详尽过程，体现了对肺动脉高压精细化诊断的深入理解和规范化操作。

OSA 作为一种促进肺动脉高压发展的重要因素，因其夜间间歇性低氧和高碳酸血症的特点，可以加剧患者的血流动力学和右心功能障碍。生活方式的改变（如减轻体重）及使用无创呼吸机（CPAP）是治疗 OSA 相关肺动脉高压的关键。CPAP 能够通过维持上气道开放来减少呼吸暂停事件，改善夜间低氧血症，有效改善了患者的临床症状、生活质量及心功能状态。

总体而言，本病例强调了对于存在多重慢性病因素的患者，需要采取多学科综合治疗方法，以全面评估和处理患者的病情。同时，本病例突出了 OSA 在肺动脉高压发展中的关键作用，以及 CPAP 治疗在改善患者预后中的潜在价值。未来的研究需要进一步探索 OSA 和肺动脉高压之间的关系，以及 CPAP 治疗对于这类患者长期临床结局的影响。

（赵　青　黄志华）

参 考 文 献

[1] 罗勤. 中国肺动脉高压诊治临床路径. 中国循环杂志，2023, 38(7):691-703.

[2] Humbert M, Kovacs G, Hoeper MM, et al. 2022 ESC/ERS Guidelines for the diagnosis and treatment of pulmonary hypertension. Eur Heart J, 2022, 43(38):3618-3731.

[3] Veasey SC, Rosen IM. Obstructive sleep apnea in adults. N Engl J, 2019, 380(15):1442-1449.

[4] Benjafield AV, Ayas NT, Eastwood PR, et al. Estimation of the global prevalence and burden of obstructive sleep apnoea: a literature-based analysis. Lancet Respir Med, 2019, 7(8):687-698.

[5] Cowie MR, Linz D, Redline S, et al. Sleep disordered breathing and cardiovascular disease: JACC state-of-the-art review. J Am Coll Cardiol, 2021, 78(6):608-624.

[6] Yeghiazarians Y, Jneid H, Tietjens JR, et al. Obstructive sleep apnea and cardiovascular disease: a scientific statement from the American Heart Association　Circulation, 2021, 144(3):e56-e67.

[7] Jilwan FN, Escourrou P, Garcia G, et al. High occurrence of hypoxemic sleep respiratory disorders in precapillary pulmonary hypertension and mechanisms. Chest, 2013, 143(1):47-55.

[8] Huang ZH, Duan AQ, Hu MX, et al. Implication of prolonged nocturnal hypoxemia and obstructive

sleep apnea for pulmonary hemodynamics in patients being evaluated for pulmonary hypertension: a retrospective study. J Clin Sleep Med, 2023, 19(2):213-223.

[9] Adir Y, Humbert M, Chaouat A. Sleep-related breathing disorders and pulmonary hypertension. Eur Respir J, 2021, 57(1): 2022258.

[10] Masa JF, Pépin JL, Borel JC, et al. Obesity hypoventilation syndrome. Eur Respir Rev, 2019, 28(151): 80097.

[11] Huang ZH, Duan A, Zhao ZH, et al. Sleep-disordered breathing patterns and prognosis in pulmonary arterial hypertension: a cluster analysis of nocturnal cardiorespiratory signals. Sleep Med, 2023, 113:61-69.

[12] Lowery MM, Hill NS, Wang L, et al. Sleep-related hypoxia, right ventricular dysfunction, and survival in patients with group 1 pulmonary arterial hypertension. J Am Coll Cardiol, 2023, 82(21):1989-2005.

[13] Ball MK, Waypa GB, Mungai PT, et al. Regulation of hypoxia-induced pulmonary hypertension by vascular smooth muscle hypoxia-inducible factor-1α. Am J Respir Crit Care Med, 2014, 189(3):314-324.

[14] Sun XF, Luo JM, Xiao Y. Continuous positive airway pressure is associated with a decrease in pulmonary artery pressure in patients with obstructive sleep apnoea: a meta-analysis. Respirology, 2014, 19(5):670-674.

[15] Imran TF, Ghazipura M, Liu S, et al. Effect of continuous positive airway pressure treatment on pulmonary artery pressure in patients with isolated obstructive sleep apnea: a meta-analysis. Heart Fail Rev, 2016, 21(5):591-598.

病例 17. 间质性肺疾病所致肺动脉高压

【病史简介】

患者女，28 岁，主因"活动后气短、咳嗽 5 年"于 2018 年 2 月 17 日就诊于外院肺血管病区。患者于 2013 年起剧烈活动时出现气短、胸闷，偶有咳嗽，无胸痛、心悸、黑朦、晕厥等不适，休息数分钟可好转，未重视。2018 年 1 月自觉手抖、上肢发绀、杵状指就诊于当地医院，超声心动图检查提示"肺动脉高压"，肺功能检查提示"重度弥散功能障碍"（具体不详）。患者否认药物、毒物接触史；否认反复发热、皮疹、光过敏，否认口干、眼干、猖獗龋、脱发，否认口腔、外阴溃疡，否认关节痛、雷诺现象等自身免疫病相关表现。患者自发病以来，饮食、睡眠尚可，大小便正常，体重无明显下降。既往于某义齿制作工厂从事义齿制作工作 10 余年，工作中未规律佩戴防护口罩。月经、婚育、家族史等无特殊。

【体格检查】

呼吸空气时经皮动脉血氧饱和度（SpO_2）85%，呼吸频率 21 次 / 分，血压 100/70mmHg，心率 70 次 / 分，体温正常；无桶状胸，双侧呼吸运动均等，听诊双肺可闻及 Velcro 啰音；$P_2 > A_2$，三尖瓣听诊区可闻及 3/6 级收缩期杂音；腹部查体无阳性体征；口唇发绀，四肢杵状指（趾），颈静脉充盈，双下肢无水肿。

【辅助检查】

1. 血常规：白细胞 7.65×10^9/L，血红蛋白 175g/L，血小板 225×10^9/L。

2. NT-proBNP 122.6pg/ml。

3. 血气分析（未吸氧）：pH 7.430，PaO_2 51mmHg，$PaCO_2$ 30.0mmHg，肺泡动脉氧分压差 61mmHg，乳酸 1.2mmol/L。

4. 肝肾功能、红细胞沉降率、C 反应蛋白正常。

5. 免疫球蛋白 G（IgG）23.1g/L（7.23 ～ 16.85g/L）。

6. 免疫筛查：抗核抗体谱、血管炎抗体、补体、抗磷脂抗体谱、肿瘤标志物（甲胎蛋白、癌胚抗原、糖类抗原 19-9、糖类抗原 125、糖类抗原 153）均在正常范围。

7. 心电图：窦性心律，大致正常（图 17-1）。

8. X 线胸片：两肺纹理明显增重、模糊，弥漫点状影，双上肺多发小结节状影伴索条，双肺门动脉扩张，主动脉结不宽，肺动脉段饱满，心影不大，心胸比 0.39（图 17-2A）。

9. 超声心动图：左心房前后径 25mm，左心室舒张末期前后径 36mm，右心室前后径 24mm，左室射血分数 66%，三尖瓣环收缩期位移（TAPSE）21mm，三尖瓣微量反流，估测肺动脉收缩压约 59mmHg。

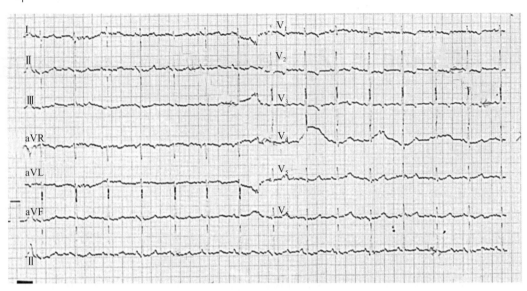

图 17-1　心电图：窦性心律大致正常

10. 肺动脉增强 CT（CTPA）：双肺弥漫间质纤维化样改变（图 17-2B ～ F），继发性肺动脉高压改变；纵隔及双肺门多发低密度影（图 17-3A ～ E）。

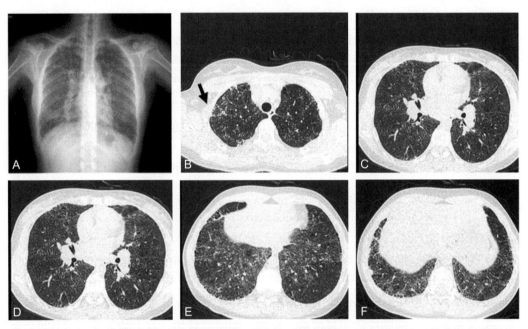

图 17-2　A. X 线胸片显示两肺纹理明显增重、模糊，弥漫点状影，双上肺多发小结节状影伴索条，双肺门动脉扩张，主动脉结不宽，肺动脉段饱满，心影不大，心胸比 0.39；B ～ F. 双肺弥漫性小叶间隔增厚，普遍呈网格状改变，近胸膜下多发钙化小结节（箭头），以双肺尖为著，局部胸膜牵拉，右肺中叶前段索条影

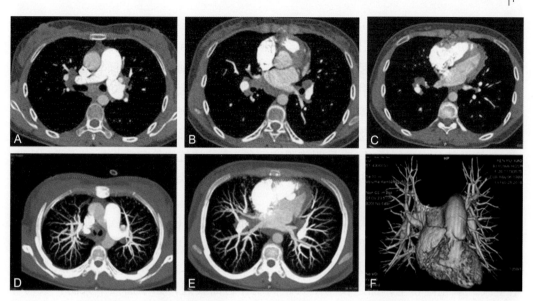

图 17-3　A. 主肺动脉及左右肺动脉扩张；C. 右心房室增大，右心房前后径 42mm，右心室横径 27mm；A～F. 纵隔及双肺门多发低密度影，主肺动脉，左右肺动脉及其各叶段肺动脉分支显影好，未见管腔内充盈缺损及缺支改变

11. 肺灌注 / 通气显像：双肺放射性分布不均匀，双肺上野放射性浓聚，双肺未见明确呈肺段分布的异常放射性稀疏或缺损区，心影增大，结论：符合肺动脉高压改变。

12. 下肢深静脉超声未见明显异常。

13. 心肺运动试验：心电图运动试验阴性，中度运动受限，峰值耗氧量（Peak VO$_2$）17.7ml/（min·kg），达预计值 48%。

14. 肺功能检查：FEV$_1$ 与 FVC 比值为 81.8%，FVC 占预计值 69%，FEV$_1$ 占预计值 65%，DLCO 占预计值 17%，DLCO/VA 占预计值 23%；肺功能结果提示轻度限制性通气功能障碍，肺弥散功能重度障碍。

15. 右心导管检查：①导管路径未见异常。②右心肺动脉水平血氧饱和度未见异常。Qp/Qs=0.89，股动脉血氧饱和度 82.9%。③右心房压 4/3/3mmHg，右心室压 78/-3/9mmHg。肺动脉压 74/34/51mmHg（吸药前），46/21/32mmHg（吸药后）。心脏指数 2.45L/（min·m^2）（吸药前），1.85L/（min·m^2）（吸药后）。肺毛细血管楔压 9/8/7mmHg，全肺阻力 16.29WU（吸药前），11.65WU（吸药后），吸药后肺动脉平均压下降 37.25%，全肺阻力下降 28.47%，肺动脉至右心室连续测压未见压力阶差。结果：毛细血管前性肺动脉高压，急性血管反应性试验阴性。

【诊治经过】

患者为青年女性，慢性病程，逐渐加重，以气短 5 年入院，右心导管检查明确患者为毛细血管前性肺动脉高压。首先分析患者的肺动脉高压，根据 2013 年尼斯世界肺动脉高压大会肺动脉高压分类，依据病理表现、血流动力学特征及临床诊治策略将肺动脉高压分为五大类：①动脉型肺动脉高压；②左心疾病相关性肺动脉高压；③缺氧和（或）肺部疾病引起的肺动脉高压；④慢性血栓栓塞性肺动脉高压；⑤多种机制和（或）不明机制引起的肺动脉高压。本例患者辅助检查提示低氧血症，继发性血红蛋白升高，血气分析中肺泡动脉血氧分压差明显增大提示弥散功能障碍，呼吸功能证实为重度弥散性功能障碍，肺CT可见弥漫肺间质病变，双侧肺野内未见明显血管畸形改变，双侧肺动脉及双侧支气管动脉主干未见明显充盈缺损等血管形态异常改变，气管及其分支走行通畅、未见明确阻塞征象。查抗核抗体等免疫指标均正常。因此，基本可以排除先天性心脏病、肺动静脉畸形、结缔组织疾病、左心疾病、慢性血栓栓塞所致肺动脉高压。

该患者肺动脉高压的病因指向第三大类，即缺氧和（或）肺部疾病引起的肺动脉高压。从患者肺部病变入手，经过仔细、反复询问病史，得知患者既往从事义齿打磨工作10余年，且未规律使用防护口罩。结合文献报道义齿制作过程可产生大量金属烟尘或二氧化硅粉尘，加之技术工人距离制作台面较近，如不加强个人防护极易导致尘肺病。因此，结合患者肺部影像学表现可见弥漫性间质改变，纵隔可见阴影，以及患者既往长期从事义齿制作工作病史，未规律佩戴防护口罩，长期吸入粉尘，考虑患者肺间质病变为尘肺病。患者血氧饱和度明显降低，诊断考虑"间质性肺疾病，尘肺病（可能性大），低氧相关性肺动脉高压，心脏扩大，心功能Ⅱ级（WHO分级），低氧血症，继发性红细胞增多症"，未给予靶向药物治疗，给予氧疗，建议患者前往职业病医院进一步就诊。

【疾病介绍】

据报道，在平均暴露时间为12.8～28.4年的义齿技术工人中，尘肺病的患病率为4.5%～23.6%。义齿技术人员需要处理各种有害化学物质，如在柜式喷砂机中用作磨料的二氧化硅和瓷的成分，以及用于制作冠、桥和义齿的非贵金属合金。尘肺病是由吸入矿物粉尘和肺组织反应引起的严重职业病，可导致永久性肺损伤。由于接触复杂的化学物质，牙科技师更容易发生肺间质炎症和纤维化。据报道，义齿不同制作环节、不同接触水平，患尘肺病的概率不同。早期尘肺病多无明显症状和体征，或仅有轻微症状，往往被患者忽视。随病情进展，尘肺病的症状逐渐加重，主要有咳嗽、咳痰、胸痛、呼吸困难，此外尚有喘息、咯血及全身症状。除可导致肺部间质改变外，亦可见义齿技术工人出现淋巴结肿大的报道，本例患者亦可见纵隔肺门多发低密度影。亦有个案报道尘肺病致纵隔肺门淋巴结肿大，进一步导致肺动脉狭窄。在迄今为止最大例数关于义齿技术工人尘肺病的报道中，肺CT可见肺门淋巴结肿大占20%，纵隔淋巴结肿大占32.2%。

1980年，R Jandová等汇总了1958—1966年伴肺动脉高压的矽肺患者57例，随访时间为12～20年，死亡率和生存期与平均肺动脉压、肺血管床压力梯度、肺血管床、肺血管阻力（PVR）、动脉血氧饱和度（SaO$_2$）、肺活量（VC）和用力呼气量（FEV）有关。此文献中报道，随访12年，肺动脉高压患者死亡率为81.3%，而其他患者为40.2%，PVR高于2.55WU的患者无存活，SaO$_2$ < 89%的患者10年生存率均为0。

2022 年朝阳医院报道尘肺病伴进行性块状纤维化患者肺动脉高压情况的研究，共纳入患者 199 例，39.7% 可能出现中重度肺动脉高压（根据超声三尖瓣反流速度估计，存在一定局限性），伴肺动脉高压尘肺病患者较无肺动脉高压尘肺病患者生存率明显降低，在 32.8 个月的中位随访中，伴肺动脉高压组的生存率为 73.3%，明显低于无肺动脉高压组（96.6%，$P < 0.001$），提示合并肺动脉高压的尘肺病患者预后可能更差。目前尘肺病所致肺动脉高压归为第三类肺动脉高压，2023 年 Kunjal Luhadia 等报道 1 例尘肺病患者为第一类肺动脉高压，患者无低氧血症；一项动物研究结果显示，暴露于二氧化硅的小鼠表现出血管重构的迹象，包括肺动脉肌肉化、血管闭塞和内侧增厚，研究还发现，促炎和促重塑基因的表达显著上调，参与内皮功能调节的基因显著减弱，提示低氧并非尘肺病患者发生肺动脉高压的唯一因素。而目前尚无义齿制作工人尘肺病相关性肺动脉高压的报道，由于其接触有害化学物质的特殊性，具体发病机制、临床情况等仍有待进一步探究。

对于尘肺病的治疗，目前国内外均无有效治疗药物及措施。根据《尘肺病治疗中国专家共识（2018 版）》，尘肺病的治疗原则是：加强全面的健康管理，积极开展临床综合治疗，包括对症治疗、并发症 / 合并症治疗和康复治疗，达到减轻患者痛苦、延缓病情进展，提高生活质量和社会参与程度，增加生存收益，延长患者寿命的目的。而对于肺动脉高压的治疗，参照第一类肺动脉高压的一般措施，所有第三类肺动脉高压患者都应根据耐受情况参与锻炼，接受常规疫苗接种，建议其不要吸烟，并在必要时接受支持性治疗，包括氧疗和使用利尿剂。靶向药物对第三类肺动脉高压的治疗效果有限，有时甚至可能有害。肺动脉高压靶向药物治疗对这类患者效果较差的部分原因可能是此类药物具有血管舒张作用，可能加重通气 - 灌注比例失调，进一步损害肺病患者的气体交换。对于已接受治疗但病情仍在进展的第三类肺动脉高压患者或可选择肺移植。

【病例点评】

本例患者为青年女性，慢性病程，逐渐进展，查体可见口唇发绀、杵状指，辅助检查提示低氧血症，右心导管检查提示毛细血管前性肺动脉高压。此外，患者比较特征性的表现为肺部 CT 可见弥漫间质性改变，以此为线索，经过仔细、反复询问病史，得知患者既往从事义齿打磨工作 10 余年，且未规律使用防护口罩。研究表明，如个人防护意识差，长期从事此项工作的技术工人极易罹患尘肺病。因此，结合患者长期粉尘吸入史及肺 CT 表现，考虑患者为尘肺病。尘肺病的主要治疗方法为对症治疗，以及并发症 / 合并症的治疗和康复治疗，达到减轻患者痛苦、延缓疾病进展的目的。目前尚无义齿制作工人尘肺病相关性肺动脉高压的报道，参考其余尘肺病相关性肺动脉高压的研究，考虑患者为第三类肺动脉高压，所有第三类肺动脉高压患者都应根据耐受情况参与锻炼，接受常规疫苗接种，建议其不要吸烟，并在必要时接受支持性治疗，包括氧疗和使用利尿剂。靶向药物对第三类肺动脉高压的治疗效果有限，有时甚至可能有害。因此，本例患者亦未给予靶向药物治疗，最终治疗方案为长期家庭氧疗、康复治疗及其余对症治疗，建议脱离粉尘环境，避免进一步接触粉尘。

本例患者除肺部弥漫性间质病变之外，肺部 CT 可见纵隔肺门多发低密度影，结合文献考虑尘肺病可致相关表现，但是仍需要与可致肺门纵隔阴影的其他疾病进行鉴别诊断，如结节病、IgG4 相关性疾病等。本例患者未行支气管镜检查，未行肺泡灌洗及肺组织活检，未完善 IgG4 相关检查，因此，在鉴别诊断方面尚有欠缺之处。

我国是世界上职业病危害最严重的国家之一。尘肺病现患病例及继续不断发生的新病例形成越来越大的尘肺病患者群体，已成为我国严重的公共卫生问题。由于这种疾病没有治愈方法，也没有任何特定的治疗方法，因此尘肺病的预防至关重要，如保证良好的局部 / 整体通风和封闭系统，以防止接触空气中的污染物；按规定穿防护服，以及使用手套和护眼设备。此外，相关从业人员应定期进行健康体检，努力做到预防为主，早发现、早诊断、早干预，将职业病危害降到最低。

（胡立星）

参 考 文 献

[1] Ozdemir Doğan D, Ozdemir A K, Polat N T, et al. Prevalence of respiratory abnormalities and pneumoconiosis in dental laboratory technicians. Tuberk Toraks, 2010, 58(2): 135-141.

[2] Ergün D, Ergün R, Ozdemir C, et al. Pneumoconiosis and respiratory problems in dental laboratory technicians: analysis of 893 dental technicians. Int J Occup Med Environ Health, 2014, 27(5): 785-796.

[3] Okamoto M, Tominaga M, Shimizu S, et al. Dental Technicians' Pneumoconiosis. Intern Med, 2017, 56(24): 3323-3326.

[4] Rom W N, Lockey J E, Lee J S, et al. Pneumoconiosis and exposures of dental laboratory technicians. Am J Public Health, 1984, 74(11): 1252-1257.

[5] Abakay A, Atilgan S, Abakay O, et al. Frequency of respiratory function disorders among dental laboratory technicians working under conditions of high dust concentration. Eur Rev Med Pharmacol Sci, 2013, 17(6): 809-814.

[6] Torbica N, Krstev S. World at work: Dental laboratory technicians. Occup Environ Med, 2006, 63(2): 145-148.

[7] 中华预防医学会劳动卫生与职业病分会职业性肺部疾病学组. 尘肺病治疗中国专家共识 (2018 年版). 环境与职业医学 , 2018, 35(8): 677-689.

[8] Mahnken A H, Breuer C, Haage P. Silicosis-induced pulmonary artery stenosis: demonstration by MR angiography and perfusion MRI. Br J Radiol, 2001, 74(885): 859-861.

[9] Ahn J H, Ahn J M, Lee S W, et al. Percutaneous treatment for pulmonary hypertension caused by pulmonary artery stenosis due to anthracosis. Int J Tuberc Lung Dis, 2015, 19(6): 747-748.

[10] Jandová R, Widimský J, Eisler L, et al. Long-term prognosis of pulmonary hypertension in silicosis. Cor Vasa, 1980, 22(4): 221-237.

[11] Yu SW, Wang YR, Fan YL, et al. Pulmonary hypertension in patients with pneumoconiosis with progressive massive fibrosis. Occup Environ Med, 2022, Jun 2: oemed-2021-108095.

[12] Luhadia K, Yashi K, Virk J, et al. Type 1 Pulmonary hypertension and silicosis in a bluestone cutter: a case report on raising awareness. Cureus, 2023, 15(2): e35425.

[13] Zelko I N, Zhu JX, Ritzenthaler J D, et al. Pulmonary hypertension and vascular remodeling in mice exposed to crystalline silica. Respir Res, 2016, 17(1): 160.

[14] Seeger W, Adir Y, Barberà J A, et al. Pulmonary hypertension in chronic lung diseases. J Am Coll Cardiol, 2013, 62(25 Suppl): D109- D116.

[15] Olschewski H, Ghofrani H A, Walmrath D, et al. Inhaled prostacyclin and iloprost in severe pulmonary hypertension secondary to lung fibrosis. Am J Respir Crit Care Med, 1999, 160(2): 600-607.

[16] Ghofrani H A, Wiedemann R, Rose F, et al. Sildenafil for treatment of lung fibrosis and pulmonary hypertension: a randomised controlled trial. Lancet, 2002, 360(9337): 895-900.

[17] Leard L E, Holm A M, Valapour M, et al. Consensus document for the selection of lung transplant candidates: an update from the international society for heart and lung transplantation. J Heart Lung Transplant, 2021, 40(11): 1349-1379.

病例 18. 肺淋巴管肌瘤病所致肺动脉高压

【病史简介】

患者女，26岁。主因"自幼活动后气短，加重1年"于2021年6月15日就诊于阜外医院肺血管病区。患者自幼活动（爬2层楼）后气短，剧烈活动（爬5层楼）后出现视物模糊，无胸痛、咯血，无黑矇、晕厥等不适，未给予诊治，自幼生长发育较同龄人无明显差异。2009年就诊于当地医院行右心导管检查提示肺动脉高压（具体不详），未给予药物治疗。2020年症状逐渐加重，活动耐量减退，遂来就诊。无发热、皮疹、关节痛、光过敏，无口干、眼干、猖獗龋、脱发，无口腔、外阴溃疡，无雷诺现象等自身免疫病相关表现。否认药物、毒物接触史。否认吸烟史、父母近亲结婚史。既往史、家族史无特殊。

【体格检查】

生命体征正常；皮肤无结节、色素沉着等；神清语利，对答切题；呼吸时血氧饱和度92%，无桶状胸，双侧呼吸运动均等，双肺呼吸音粗，未闻及干、湿啰音；$P_2 > A_2$，三尖瓣听诊区未闻及明显收缩期杂音；腹部查体阴性；口唇无明显发绀，杵状指，颈静脉无怒张，双下肢无水肿。

【辅助检查】

1. 血常规：白细胞 6.75×10^9/L，血红蛋白 200g/L，血小板 163×10^9/L。

2. NT-proBNP 50.8pg/ml。

3. 血气分析（未吸氧）：酸碱度 7.375，氧分压 67.4mmHg，二氧化碳分压 38.4mmHg，肺泡-动脉氧分压差 36.3mmHg，乳酸 2.1mmol/L。

4. 肝、肾功能正常。

5. 血清血管内皮生长因子-D 1214pg/ml；抗链球菌溶血素"O"258U/ml（范围 0～200U/ml）；免疫球蛋白A 5.120g/L（范围 0.69～3.82g/L）。

6. 抗核抗体谱、抗中性粒细胞胞质抗体、补体、肿瘤标志物（甲胎蛋白、癌胚抗原、糖类抗原19-9、糖类抗原125、糖类抗原153）均阴性；红细胞沉降率、C反应蛋白均正常。未行基因检测。

7. 心电图：P波异常，电轴右偏，图形符合右心室肥厚标准，ST-T改变（图18-1）。

8. 超声心动图：左心房前后径 36mm，右心房左右径×上下径为 48mm×59mm，左心室舒张末期前后径 50mm，右心室前后径 27mm，左室射血分数（LVEF）60%，TAPSE 20mm，下腔静脉内径 17mm 吸气塌陷率正常，估测肺动脉收缩压约 54mmHg。结论：肺动脉高压右心增大。下肢静脉超声：未见明显异常。

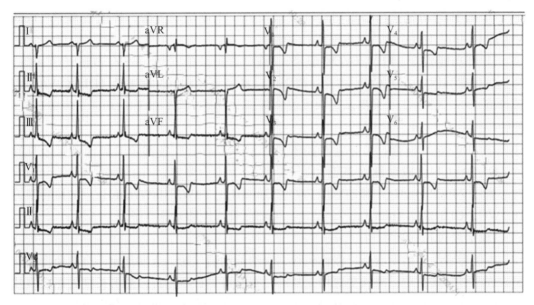

图 18-1　心电图：窦性心律，P 波异常，电轴右偏，图形符合右心室肥厚标准 ST-T 改变

9. 肺动脉 CT（CTPA）（图 18-2）：主肺动脉、左右肺动脉主干增宽，主肺动脉横径 33mm，左肺动脉 18mm，右肺动脉 22mm，左右各叶段肺动脉分支显影好，未见管腔内充盈缺损及缺支改变；左右肺静脉回流入左心房，入口处未见明显狭窄。右心房室增大，右心室壁增厚，未见心包积液。肺窗显示两肺弥漫性囊性气腔，囊内未见血管穿行，小叶间隔增厚，未见胸腔积液。印象：双肺病变考虑淋巴管肌瘤病可能，肺动脉高压改变。肺通气 / 灌注显像：双肺血流灌注不均匀受损，符合肺动脉高压改变（图 18-2）。

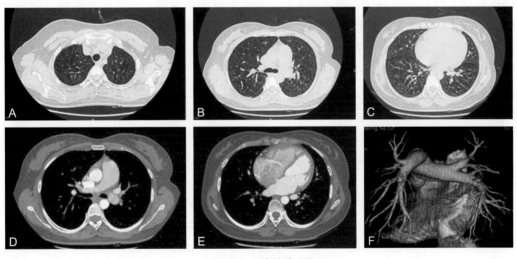

图 18-2　肺动脉 CT

A ～ C. 双肺多发囊性病变，以弥漫分布、形态规则、大小相似、数量众多的小囊性病变为典型特征，囊内未见血管穿行，小叶间隔增厚，未见胸腔积液；D. 主肺动脉增宽；E. 右心房、右心室增大，右心室壁增厚，未见心包积液；F. 主肺动脉、左右肺动脉主干增宽，主肺动脉横径 33mm，左肺动脉 18mm，右肺动脉 22mm，左右各叶段肺动脉分支显影好，未见管腔内充盈缺损及缺支改变

10. 心肺运动试验：心电图运动试验阴性，重度运动受限，峰值摄氧量（Peak VO$_2$）10.4ml/（min·kg），达预计值30%。

11. 肺功能检查：FEV$_1$/FVC% 63.8%，FVC占预计值68%，FEV$_1$占预计值49%，肺一氧化碳弥散量（DLCO）占预计值29%，肺一氧化碳单位弥散量（DLCO/VA）占预计值40%；肺功能结果提示轻中度混合性通气功能障碍，肺弥散功能重度障碍。6分钟步行距离516m。

12. 右心导管检查：①导管路径未见异常。②右心腔各部位血氧饱和度未见异常。Qp/Qs=1.14，股动脉血氧饱和度94.3%。③压力测定，右心房压13/8/7mmHg，右心室压74/-2/9mmHg，肺动脉压74/39/53mmHg，PAWP 10/9/9mmHg，肺血管阻力10.5WU，CI 3.17L/（min·m^2）。结论：毛细血管前性肺动脉高压。

【诊治经过】

本例患者为育龄期女性，慢性病程，自幼活动后气短，近期加重，自身免疫病相关表现阴性，既往史、家族史等均无异常。查体可见杵状指提示患者长期处于低氧状态，P$_2$亢进提示患者肺动脉压升高。患者入院后实验室检查可见氧分压下降，血红蛋白升高（考虑为低氧继发血红蛋白升高），查抗核抗体等免疫指标均正常。心电图检查符合右心室肥厚标准，超声心动图提示肺动脉高压，未见左心室功能异常征象。右心导管检查提示毛细血管前性肺动脉高压。肺部CT可见弥漫薄壁囊肿，双侧肺野内未见明显血管畸形改变，双侧肺动脉及双侧支气管动脉主干未见明显充盈缺损等血管形态异常改变，气管及其分支走行通畅、未见明确阻塞征象。因此，可以排除先天性心脏病、肺动静脉畸形、结缔组织疾病、左心疾病、慢性血栓栓塞所致肺动脉高压。结合患者肺部CT表现及肺功能检查结果提示重度弥散功能障碍，考虑患者可能为肺部疾病相关性肺动脉高压。患者肺CT为双肺弥漫薄壁囊肿，囊肿形态规则，均匀分布，以此作为切入点，进行囊性肺疾病的鉴别诊断，根据肺部薄壁囊肿特点，考虑肺淋巴管平滑肌瘤病可能性大，进一步完善血清血管内皮生长因子D（VEGF-D）检测，提示其明显升高。根据2016年美国胸科学会/日本呼吸学会（2016ATS/JRS）淋巴管肌瘤病（LAM）诊断标准，患者符合LAM诊断。因此最终诊断为"肺淋巴管肌瘤病，肺动脉高压，心脏扩大，心功能Ⅱ级（WHO分级），低氧血症，继发性红细胞增多症"，给予雷帕霉素1mg qd并长期家庭氧疗。随访32个月患者活动耐量无明显下降，无明显心力衰竭症状，日常活动不受影响。

【疾病介绍】

淋巴管肌瘤病（lymphangioleiomyomatosis，LAM）是一种罕见的主要发生于育龄期女性的慢性进展性弥漫性囊性肺疾病，被认为是一种罕见的低级别肿瘤，其特征是非典型平滑肌样细胞——LAM细胞在气道、血管和淋巴管周围增生，患病率（3.4～7.8）/100万。临床表现为进行性呼吸困难、复发性自发性气胸、干咳、咯血、乳糜胸，肺外表现为肾血管平滑肌脂肪瘤、淋巴管平滑肌瘤。LAM分为两大类，一类是无遗传性的散发性LAM（S-LAM），另一类是具有遗传性的结节性硬化症（tuberous sclerosis complex，TSC）相关的LAM（TSC-LAM）。其主要发病机制是 *TSC* 基因突变导致的哺乳动物雷帕霉素靶蛋白（mTOR）信号通路异常激活，从而导致细胞过度增殖。研究报道，LAM 患者 10 年无移植生存率为 80% ～ 90%。尽管西罗莫司被证实可以减缓肺功能下降速度，肺移植仍然是进展期 LAM 患者的唯一治疗方法。

根据 2016 年美国胸科学会 / 日本呼吸学会（2016ATS/JRS）LAM 病诊断标准，需符合 LAM 的临床病史和肺部 CT 特征；同时具备以下一个或多个特征：①结节性硬化症（TSC）；②肾血管肌肉脂肪瘤（AML）；③ VEGF-D ≥ 800pg/ml；④乳糜胸或乳糜腹水；⑤淋巴管肌瘤；⑥浆膜腔积液或淋巴结中发现 LAM 细胞或 LAM 细胞簇；⑦组织病理证实为 LAM（肺、腹膜后或盆腔肿瘤）。满足结节性硬化症，诊断为 TSC-LAM，否则为 S-LAM。在肺 CT 上，LAM 的特征性表现为无数弥漫分布于双肺的薄壁囊肿，周围绕以较正常的肺实质。囊肿的直径通常为 2 ～ 5cm，也可以更大，其大小倾向于随病变进展而增大。此外，还可见其他征象，包括肺门、纵隔及膈肌脚后的淋巴结增大和淋巴水肿，胸腔积液和（或）气胸。超过 90% 的 TSC-LAM 及 30% ～ 50% 的 S-LAM 患者中可见血管平滑肌脂肪瘤。建立与弥漫性肺部囊性病变的鉴别诊断思路，主要包括肺朗格汉斯细胞组织细胞增生症（pLCH）、淋巴性间质性肺炎（LIP）及 Birt-Hogg-Dubé 综合征（Birt-Hogg-Dubé syndrome，BHD）。LAM 的肺囊肿通常量多且均匀分布于双肺各部分，壁薄，呈圆形，大小和形状差异不大，且缺乏内部结构，如血管或分隔（图 18-3A）。pLCH 的囊性病变不规则，形状奇特，有明显的囊壁，且往往分布于上叶、相对不累及肋膈角，囊性病变之间的肺组织可为正常，也可有多个小结节（图 18-3B）。大多数 LIP 患者有薄壁囊肿，通常数量很少，最常出现在磨玻璃样区域，但也可单独出现。通常分布在血管周围，大小不等、直径 1 ～ 30mm，可能有内部分隔（图 18-3D）。BHD 的囊肿壁薄，通常呈扁豆状（透镜状），好发于基底，分布于胸膜下区域且毗邻纵隔，病灶之间的肺组织正常（图 18-3C）。

肺动脉高压是 LAM 病的一种已知并发症，目前其被归为第五类肺动脉高压（不明多因素机制）。有报道显示其发生率较低，但一方面由于右心导管检查的有创性使得其在确诊 LAM 病相关性肺动脉高压方面使用受限，另一方面由于 LAM 病患者大多为过度通气，使超声估测肺动脉压力准确性大大降低，导致发生率可能被低估。2007年 Taveira-DaSilva 等采用超声对 95 例 LAM 病患者进行筛查，发现 7% 的患者肺动脉压升高，平均肺动脉收缩压（SPAP）为（43±3）mmHg。2017 年 Carolina S. G. Freitas 等报道巴西一项纳入 105 例 LAM 病患者的研究，其以超声估测肺动脉收缩压＞35mmHg，或肺功能提示 DLCO ＜ 40% 预测值作为筛查指标行右心导管检查，发现 7.6%（8/105）的患者确诊肺动脉高压，其中 5.7%（6/105）为毛细血管前性肺动脉高压且平均肺动脉压均＜ 35mmHg，1.9%（2/105）为毛细血管后性肺动脉高压，且仅有 1%（1/105）的患者平均肺动脉压＞ 35mmHg。在所有确诊为肺动脉高压的患者中，63%为单纯满足 DLCO ＜ 40% 的筛查指标。因此，似乎 LAM 病的肺动脉高压通常是轻微的，并与肺实质受累显著相关，且 DLCO 可显著提高 LAM 病患者肺动脉高压的识别率。

LAM 病中肺动脉高压的发生机制尚不清楚，可能涉及多个病理生理过程。mTOR 通路靶点的失调是与 LAM 细胞非典型增殖相关的一个主要因素，其可能导致内皮

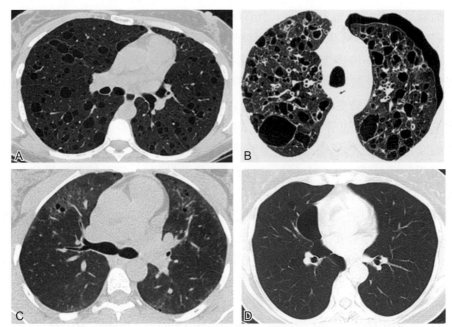

图 18-3　A. 1 例淋巴管肌瘤病（LAM）患者 CT 表现，双肺多发弥漫分布的薄壁囊肿；B. 1 例肺朗格汉斯细胞组织细胞增生症（pLCH）患者 CT 表现，囊性病变不规则，形状奇特，有明显囊壁，可见气胸；C. 1 例淋巴性间质性肺炎（LIP）患者 CT 表现，出现磨玻璃样区域的薄壁囊肿，数量不多；D. 1 例 Birt-Hogg-Dube 综合征（BHD）患者 CT 表现，透镜状薄壁囊肿，分布于胸膜下区域且毗邻纵隔，病灶之间的肺组织正常（Up to date. 成人囊性肺疾病的诊断方法）

功能障碍；此外，慢性缺氧所致血管收缩，甚至 LAM 细胞浸润肺动脉壁均可能导致肺血管阻力增加。慢性呼吸系统疾病常合并肺动脉高压，提示预后不良。2018 年北京协和医院徐凯锋教授团队报道了 50 例行超声心动图检查的 LAM 病患者，研究表明 LAM 相关性肺动脉高压患者肺功能差，低氧血症明显，西罗莫司治疗可能获益。在 Cotttin 等的研究中，20 例 LAM 患者中有 6 例接受了内皮素受体拮抗剂（波生坦，*n*=5）或 5 型磷酸二酯酶抑制剂（西地那非，*n*=1）的肺动脉高压一线治疗，治疗后平均肺动脉压显著降低。5 例接受波生坦治疗的患者 NYHA 心功能分级、6 分钟步行距离和肺血管阻力均有改善，而给予西地那非的患者则无改善。对于 LAM 病相关肺动脉高压患者治疗策略需要进一步的研究以得出更严格的结论。

【病例点评】

本例患者肺部弥漫薄壁囊肿及弥散功能重度下降为突出表现，右心导管检查提示毛细血管前肺动脉高压，因此考虑为肺部疾病相关肺动脉高压可能性大，以此为切入点，结合患者为育龄期女性及特征性肺部影像学表现，考虑为肺淋巴管肌瘤病可能性大，进一步完善 VEGF-D，确诊为此病。肺淋巴管肌瘤病属于罕见病，临床所见甚少，目前 LAM 病相关肺动脉高压属于第五大类，本例患者考虑低氧在肺动脉高压发生发展中发挥一定作用，根据临床经验，未给予靶向药物治疗，而是给予西罗莫司治疗，随访患者活动耐量稳定。

LAM 分为两大类，一类是无遗传性的散发性 LAM，另一类是具有遗传性的结节性硬化症（tuberous sclerosis complex，TSC）相关 LAM。本例患者无皮肤相关结节等表现，无神经系统相关临床症状，从临床来考虑为散发性 LAM 可能性大。LAM 病的主要发病机制是 *TSC* 基因突变导致的 mTOR 信号通路异常激活，从而导致细胞过度增殖。本病例诊治过程中不足之处在于，患者未进行基因检测、未进行详细的神经系统、腹部等相关检查，对于本例患者在疾病全貌的认识方面信息尚欠完备。

对于 LAM 病管理方面，日常生活中推荐定期注射流感和肺炎疫苗，预防呼吸道感染；避免使用雌激素类药物或食物；妊娠可能会加重病情或增加并发症风险，需谨慎评估；轻中度稳定期的患者可安全地乘坐飞机旅行，但近期有气胸或胸部手术尚未完全恢复的患者需要暂时避免乘坐飞机旅行。据现有文献报道，目前在淋巴管肌瘤病-肺动脉高压发病机制、流行病学、治疗策略方面的证据仍十分不足，仅有数篇报道，可在日后对患者加强随访，以期对此疾病的诊疗提供更多的临床经验。肺淋巴管平滑肌瘤病从发病率上来讲为罕见病，但我国人口基数大，从绝对数上来讲此病患者数量亦不少，且对于此类疾病诊疗方面多有空白，因此，有待临床及实验研究进一步探究。

（胡立星）

参 考 文 献

[1] Harknett E C, Chang W Y, Byrnes S, et al. Use of variability in national and regional data to estimate the prevalence of lymphangioleiomyomatosis. Qjm, 2011, 104(11): 971-979.

[2] Johnson S R, Cordier J F, Lazor R, et al. European Respiratory Society guidelines for the diagnosis and management of lymphangioleiomyomatosis. Eur Respir J, 2010, 35(1): 14-26.

[3] Ryu J H, Moss J, Beck G J, et al. The NHLBI lymphangioleiomyomatosis registry: characteristics of 230 patients at enrollment. Am J Respir Crit Care Med, 2006, 173(1): 105-111.

[4] McCormack F X, Gupta N, Finlay G R, et al. Official american thoracic society/japanese respiratory society clinical practice guidelines: lymphangioleiomyomatosis diagnosis and management. Am J Respir Crit Care Med, 2016, 194(6): 748-761.

[5] Johnson S R, Whale C I, Hubbard R B, et al. Survival and disease progression in UK patients with lymphangioleiomyomatosis. Thorax, 2004, 59(9): 800-803.

[6] Urban T, Lazor R, Lacronique J, et al. Pulmonary lymphangioleiomyomatosis. A study of 69 patients. Groupe d'Etudes et de Recherche sur les Maladies"Orphelines" Pulmonaires (GERM"O"P). Medicine (Baltimore), 1999, 78(5): 321-337.

[7] McCormack F X, Inoue Y, Moss J, et al. Efficacy and safety of sirolimus in lymphangioleiomyomatosis. N Engl J Med, 2011, 364(17): 1595-1606.

[8] Benden C, Rea F, Behr J, et al. Lung transplantation for lymphangioleiomyomatosis: the European experience. J Heart Lung Transplant, 2009, 28(1): 1-7.

[9] Boehler A, Speich R, Russi E W, et al. Lung transplantation for lymphangioleiomyomatosis. N Engl J Med, 1996, 335(17): 1275-1280.

[10] Gupta N, Meraj R, Tanase D, et al. Accuracy of chest high-resolution computed tomography in diagnosing diffuse cystic lung diseases. Eur Respir J, 2015, 46(4): 1196-1199.

[11] Abbott G F, Rosado-de-Christenson M L, Franks T J, et al. From the archives of the AFIP:

pulmonary Langerhans cell histiocytosis. Radiographics, 2004, 24(3): 821-841.

[12] Silva C I, Flint J D, Levy R D, et al. Diffuse lung cysts in lymphoid interstitial pneumonia: high-resolution CT and pathologic findings. J Thorac Imaging, 2006, 21(3): 241-244.

[13] Tobino K, Gunji Y, Kurihara M, et al. Characteristics of pulmonary cysts in Birt-Hogg-Dubé syndrome: thin-section CT findings of the chest in 12 patients. Eur J Radiol, 2011, 77(3): 403-409.

[14] Simonneau G, Gatzoulis M A, Adatia I, et al. Updated clinical classification of pulmonary hypertension. J Am Coll Cardiol, 2013, 62(25 Suppl): D34-D41.

[15] Taveira-DaSilva A M, Hathaway O M, Sachdev V, et al. Pulmonary artery pressure in lymphangioleiomyomatosis: an echocardiographic study. Chest, 2007, 132(5): 1573-1578.

[16] Freitas C S G, Baldi B G, Jardim C, et al. Pulmonary hypertension in lymphangioleiomyomatosis: prevalence, severity and the role of carbon monoxide diffusion capacity as a screening method. Orphanet J Rare Dis, 2017, 12(1): 74.

[17] Cottin V, Harari S, Humbert M, et al. Pulmonary hypertension in lymphangioleiomyomatosis: characteristics in 20 patients. Eur Respir J, 2012, 40(3): 630-640.

[18] Krymskaya V P, Snow J, Cesarone G, et al. mTOR is required for pulmonary arterial vascular smooth muscle cell proliferation under chronic hypoxia. Faseb J, 2011, 25(6): 1922-1933.

[19] Baldi B G, Pimenta S P, Kawassaki Ade M, et al. Pulmonary arterial involvement leading to alveolar hemorrhage in lymphangioleiomyomatosis. Clinics (Sao Paulo), 2011, 66(7): 1301-1303.

[20] Seeger W, Adir Y, Barberà J A, et al. Pulmonary hypertension in chronic lung diseases. J Am Coll Cardiol, 2013, 62(25 Suppl): D109-D116.

[21] Wu XX, Xu WS, Wang J, et al. Clinical characteristics in lymphangioleiomyomatosis-related pulmonary hypertension: an observation on 50 patients. Front Med, 2019, 13(2): 259-266.

病例 19. 慢性血栓栓塞性肺动脉高压

【病史简介】

患者男，35岁。2008年查体发现先天性心脏病，房间隔缺损，同年于当地医院行房间隔缺损修补术，自述术前无肺动脉高压。术后患者即出现活动后胸闷气短，并逐渐加重。2010年就诊于外院，超声心动图提示右心房血栓，肺动脉血栓，给予抗凝治疗后，仍在活动后出现胸闷气短。2010年12月首次于中国医学科学院阜外医院住院治疗。既往史、个人史、家族史无特殊。

【体格检查】

体温36℃，血压110/70mmHg，脉搏68次/分，呼吸18次/分。胸部正中可见一长约25cm的手术瘢痕，双肺未闻及湿啰音，$A_2 < P_2$，心尖搏动范围弥散，心率68次/分，律齐，三尖瓣听诊区可闻及收缩期2/6级吹风样杂音；腹软，肝脾未触及，无触痛，双下肢无水肿。

【辅助检查】

1. 血常规：血红蛋白160g/L，白细胞计数7.27×10^9/L，血小板计数173×10^9/L。

2. 血生化：丙氨酸转氨酶22U/L，天冬氨酸转氨酶14U/L，总胆红素18.6μmol/L，间接胆红素3.9μmol/L，肌酐80.88μmol/L。

3. 血气分析：pH 7.41，PaO_2 86.2mmHg，$PaCO_2$ 38.9mmHg，SaO_2 96.9%。

4. NT-proBNP 694.1pmol/L。

5. 凝血功能：INR 2.66，D-二聚体0.32μg/ml。

6. 抗核抗体、抗心磷脂抗体及狼疮抗凝物均阴性。

7. 凝血因子、易栓症筛查未见明显异常。

8. 甲状腺功能未见明显异常。

9. 心电图：完全性右束支传导阻滞。

10. 超声心动图：左心室舒张末期前后径44mm，右心室舒张末期前后径31mm，先天性心脏病，房间隔缺损修补术后，房水平分流消失，右心房内及右肺动脉起始段可见低回声团块（考虑血栓形成）。

11. 肺动脉CT：多发肺动脉栓塞，栓塞以远血管分支纤细（图19-1A）；肺灌注显像（图19-2）：双肺多发灌注缺损。

12. 右心导管检查：肺动脉压72/28/42mmHg，全肺阻力11.05WU。

【诊断】

①慢性血栓栓塞性肺动脉高压；②先天性心脏病；③房间隔缺损修补术后；④右心房血栓。

【诊治经过】

1. 药物治疗

(1) 抗凝治疗：长期口服华法林抗凝，定期复查 INR，根据 INR 结果调整口服华法林剂量，控制 INR 为 2～3。

(2) 肺动脉高压靶向药物治疗：2011—2017 年患者口服波生坦 125mg bid 改善肺动脉高压。2013—2017 年患者多次就诊于本院复查，活动耐力逐渐下降。2017 年 12 月因活动耐量明显下降，步行 10 余米即胸闷气短，伴双下肢重度水肿再次入院。查 NT-proBNP 4372.0pg/ml；超声心动图：左心室舒张末期前后径 26mm，右心室舒张末期前后径 72mm，肺动脉收缩压 98mmHg；WHO 功能分级Ⅳ级。药物治疗改为曲前列尼尔联合波生坦改善肺动脉高压强化治疗。出院后继续曲前列尼尔 15ng/（kg·min）持续皮下注射，波生坦 125mg bid 口服，患者活动耐量稍好转，3 个月后，患者停用曲前列尼尔，改为利奥西呱和波生坦联合改善肺动脉高压治疗，自觉活动耐量较前好转。2018 年 12 月再次入院，查 NT-proBNP 2930.0pg/ml。超声心动图：左心房前后径 31mm，左心室舒张末期前后径 42mm，左室射血分数 77%，右心室舒张末期前后径 42mm，肺动脉收缩压 81mmHg，三尖瓣收缩期位移幅度 11.3mm。6 分钟步行试验 492m。右心导管检查：右心房压 17/16/14mmHg，肺动脉压 87/33/50mmHg，肺血管阻力 8.35WU，CI 3.19L/（min·m²）。

(3) 增强心肌收缩力：地高辛 0.125mg qd 口服，2017 年患者住院期间应用多巴酚丁胺及左西孟旦增强心肌收缩力。

(4) 利尿：应用呋塞米、托拉塞米及螺内酯利尿，根据患者病情变化及出入量情况调整利尿剂剂量。

2. 球囊肺动脉成形术 2018 年 12 月接受第一次球囊肺动脉成形术治疗，之后分别于 2019 年 4 月、2019 年 7 月、2019 年 11 月、2020 年 7 月共接受 5 次球囊肺动脉成形术治疗（表 19-1）。2020 年 12 月患者自觉症状明显改善，日常活动无受限，复查右心导管，右心房压 7/7/5mmHg，肺动脉压 46/20/29mmHg，肺小动脉嵌顿压 11/13/11mmHg，肺血管阻力 3.23WU，心脏指数 3.11L/（min·m²），肺动脉造影提示：右上肺动脉开口环形狭窄，管腔内可见多处网格状血栓影；右肺中叶动脉尚可；右肺下叶基底干可见充盈缺损，基底干各分支开口狭窄，前基底段及后基底段肺动脉显影淡，外基底段肺动脉闭塞；左肺上叶动脉开口狭窄，远端血管灌注尚可；左肺中叶及下叶开口可见血栓影。肺灌注显像显示肺动脉球囊成形术治疗后双肺血流灌注改善。

3. 肺动脉内膜剥脱术 2011 年经多学科讨论，根据患者症状体征及相关检查结果，诊断为慢性血栓栓塞性肺动脉高压。虽然患者肺动脉内血栓位于段肺动脉近端，有行肺动脉内膜剥脱术适应证，但患者既往因先天性心脏病接受房间隔修补术治疗，先天性心脏病术后，由于肺小动脉病变，肺血管阻力增加，也可引起肺动脉高压，行肺动脉内膜剥脱术可能仍存在肺动脉高压，不能改善肺动脉高压。再行二次开胸手术风险也比较高。与患者家属沟通后患者未接受肺动脉内膜剥脱术。

表 19-1　球囊肺动脉成形术治疗过程中患者血流动力学指标变化

手术时间	混合静脉血氧饱和度（%）	右心房压（mmHg）	肺动脉压（mmHg）	心排血量（L/min）	肺血管阻力（WU）
2018-12	61.8	17/16/14	87/33/50	4.52	8.35
2019-04	68	18/16/14	85/27/45	6.13	7.34
2019-07	71.25	16/15/14	92/33/49	6.32	5.22
2019-11	62.1	12/11/9	89/29/46	5.24	6.48
2020-07	72.5	17/16/13	76/26/44	5.06	5.34
2020-12	73.2	7/7/5	46/20/29	5.58	3.23

经过药物治疗及球囊肺动脉成形术治疗后患者病情明显改善，但肺动脉造影显示仍有部分肺段肺动脉内存在血栓。2021 年患者再次至心外科评估行肺动脉内膜剥脱术的可能性，于 2021 年 8 月 5 日行肺动脉内膜剥脱术，术后即刻肺动脉压为 30/16mmHg。术后病理结果显示肺动脉内膜纤维组织增生，表面可见由纤维血管形成的肉芽组织，内膜纤维性增厚伴机化血栓形成。术后复查超声心动图：左心室舒张末期前后径 24mm，右心室舒张末期前后径 49mm，静息状态下，心内结构及血流未见明显异常。术后肺动脉 CT：双肺段以上肺动脉分支较前显影好，仅左肺上叶尖段肺动脉少量血栓征象（图 19-1B）。术后患者停用肺动脉高压靶向药物，继续给予华法林抗凝治疗。

4. 治疗结果、随访及转归　患者肺动脉内膜剥脱术后 4 个月复诊，活动耐量基本恢复至患病前水平，肺动脉高压 WHO 功能分级 I 级，6 分钟步行试验 550m，NT-proBNP 38pg/ml。超声心动图：左心室舒张末期前后径 50mm，右心室舒张末期前后径 24mm，估测肺动脉收缩压 28mmHg。肺动脉 CT：左肺上叶尖段肺动脉管腔内少许线状充盈缺损影，余双侧肺动脉显影好，管腔内未见明确充盈缺损影。各项指标均接近正常（图 19-1，图 19-2）。

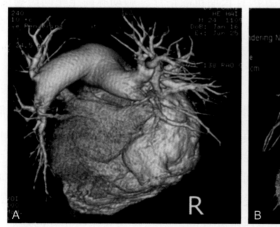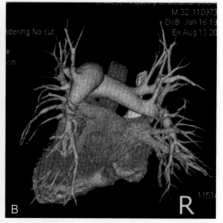

图 19-1　患者治疗前和治疗后肺动脉 CT 对比
A. 治疗前；B. 肺动脉内膜剥脱术后

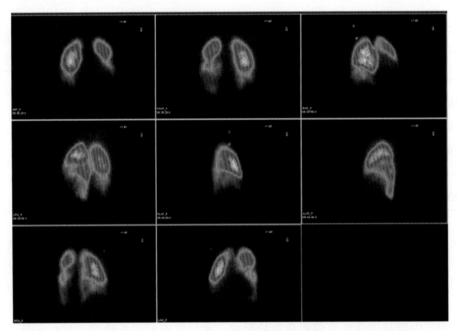

图 19-2　患者治疗前肺灌注显像

【疾病介绍】

慢性血栓栓塞性肺动脉高压（chronic thromboembolic pulmonary hypertension，CTEPH）是以肺动脉血栓机化、肺血管重塑致血管狭窄或闭塞，肺动脉压力进行性升高，最终导致以右心衰竭为特征的一类疾病。CTEPH 的诊断标准为：经过 3 个月以上规范抗凝治疗后，影像学证实肺动脉存在慢性血栓，静息状态下 RHC 测得 mPAP ≥ 25mmHg，且除外其他病变，如血管炎、肺动脉肉瘤、纤维素性纵隔炎等。不同国家报道的 CTEPH 患病率差异比较大，为（3.8 ～ 50）/10 万。CTEPH 是一类慢性进展性疾病，如果患者得不到有效治疗，则活动耐量会呈进行性下降，影响患者的生活质量和生存时间。目前 CTEPH 的治疗方法有长期抗凝治疗、肺动脉高压靶向药物治疗、球囊肺动脉成形术和肺动脉内膜剥脱术。近几年来，CTEPH 的治疗技术有了极大的进展。笔者报道了一例重症 CTEPH 患者通过综合治疗，肺动脉压降至完全正常，几乎达到治愈的程度。

【病例点评】

根据《中国肺动脉高压诊断与治疗指南（2021 版）》，确诊慢性血栓栓塞性肺动脉高压后，首先应进行多学科讨论，评估肺动脉内膜剥脱术的可能性。该患者血栓病变位置在段肺动脉近端，存在肺动脉血栓内膜剥脱术适应证。但外科手术存在两个主要风险：①患者既往因先天性心脏病房间隔缺损行房间隔缺损修补术，而先天性心脏病术后肺动脉高压属于先天性心脏病相关性肺动脉高压的一种类型，术后残留肺动脉高压风险较高；②患者二次开胸的手术风险亦较高。与患者及其家属充分沟通后，选择了先药物治疗，再行球囊肺动脉成形术，病情改善后再行肺动脉内膜剥脱术的治疗策略。

2011 年国内上市的肺动脉高压靶向药物较少，BENEFIT 研究显示波生坦可以降低肺血管阻力但不能改变患者运动耐量，故当时给予波生坦单药治疗。但患者病情逐渐进展，2017 年患者病情危重，肺动脉高压 WHO 功能分级达到Ⅳ级。近 10 年来肺动脉高压靶向药物治疗进展迅速，国内上市的药物越来越多。2013 年 CHEST-1 研究结果发表，证实利奥西呱可以改善不能手术的 CTEPH 患者的活动耐量和肺血管阻力，利奥西呱被批准应用于不能手术的 CTEPH。CTREPH 研究结果证实长期皮下应用曲前列尼尔可以改善患者的活动耐量和血流动力学。对于病情危重的患者可联合使用靶向药物治疗。经过联合应用肺动脉高压靶向药物后，患者病情得到了一定程度的改善。

球囊肺动脉扩张术可以改善不能手术的 CTEPH 患者的血流动力学和活动耐量，随着技术的改良，围手术期并发症发生率也逐渐降低，目前该技术已成为治疗不能手术的 CTEPH 患者的重要方法。近年来球囊肺动脉扩张术在国内多个中心开展，2018—2020 年本文所报道病例先后接受 5 次球囊肺动脉扩张术，采用先用小球囊之后再用大球囊多次扩张的技术策略，患者血流动力学得到了明显改善，未发生相关并发症。从治疗过程看，患者肺动脉高压主要是慢性肺动脉血栓栓塞导致，与先天性心脏病无明显相关。

经过药物和球囊肺动脉成形术治疗后患者肺动脉压力明显下降，但仍没有降至正常范围。肺动脉造影提示段肺动脉近端仍有充盈缺损，部分段肺动脉闭塞，尝试球囊肺动脉成形术未成功。患者一般状态较前有了极大的改善，再次进行多学科讨论，考虑存在肺动脉内膜剥脱术适应证，手术风险也较发病初期降低，患者及其家属接受手术治疗，经肺动脉内膜剥脱术治疗后肺动脉压力降至正常，术后 4 个月随访肺动脉压力依然正常。对于血栓位于肺动脉近端的 CTEPH，肺动脉内膜剥脱术疗效确切，如能耐受手术治疗，应作为首选治疗措施。

本例患者的治疗过程体现了近 10 年来 CTEPH 治疗技术的进展，各种治疗技术相辅相成，优化药物治疗可以降低围手术期风险，前期球囊肺动脉成形术治疗也可以降低外科手术风险。治疗过程中多次进行多学科讨论，动态评估患者病情，给予患者个体化治疗是本例患者治愈的关键。

（赵智慧　杨　涛）

参 考 文 献

[1] 中华医学会呼吸病学分会肺栓塞与肺血管病学组，中国医师协会呼吸医师分会肺栓塞与肺血管病工作委员会，全国肺栓塞与肺血管病防治协作组，等. 中国肺动脉高压诊断与治疗指南 (2021版) 中华医学杂志, 2021, 101(1): 11-51.

[2] Escribano-Subias P, Blanco I, López-Meseguer M, et al. Survival in pulmonary hypertension in spain: insights from the Spanish registry. Eur Respir J, 2012, 40(3): 596-603.

[3] Gall H, Hoeper MM, Richter MJ, et al. An epidemiological analysis of the burden of chronic thromboembolic pulmonary hypertension in the USA, Europe and Japan. Eur Respir Rev, 2017, 26(143): 160121.

[4] Jaïs X, D'Armini AM, Jansa P, et al. Bosentan for treatment of inoperable chronic thromboembolic pulmonary hypertension: BENEFiT (bosentan effects in inoperable forms of chronIc thromboembolic pulmonary hypertension), a randomized, placebo-controlled trial. J Am Coll Cardiol, 2008, 52(25): 2127-2134.

[5] Ghofrani HA, D'Armini AM, Grimminger F, et al. Riociguat for the treatment of chronic thromboembolic pulmonary hypertension. N Engl J Med, 2013, 369(4): 319-329.

[6] Sadushi-Koliçi R, Jansa P, Kopec G, et al. Subcutaneous treprostinil for the treatment of severe non-operable chronic thromboembolic pulmonary hypertension (CTREPH): a double-blind, phase 3, randomised controlled trial. Lancet Respir Med, 2019, 7(3): 239-248.

[7] Mizoguchi H, Ogawa A, Munemasa M, et al. Refined balloon pulmonary angioplasty for inoperable patients with chronic thromboembolic pulmonary hypertension. Circ Cardiovasc Interv, 2012, 5(6): 748-755.

[8] Kataoka M, Inami T, Hayashida K, et al. Percutaneous transluminal pulmonary angioplasty for the treatment of chronic thromboembolic pulmonary hypertension. Circ Cardiovasc Interv, 2012, 5(6): 756-762.

[9] Inami T, Kataoka M, Yanagisawa R, et al. Long-Term outcomes after percutaneous transluminal pulmonary angioplasty for chronic thromboembolic pulmonary hypertension. Circulation, 2016, 134(24): 2030-2032.

[10] Aoki T, Sugimura K, Tatebe S, et al. Comprehensive evaluation of the effectiveness and safety of balloon pulmonary angioplasty for inoperable chronic thrombo-embolic pulmonary hypertension: long-term effects and procedure-related complications. Eur Heart J, 2017, 38(42): 3152-3159.

病例 20. 白塞病合并慢性血栓栓塞性肺动脉高压

【病史简介】

患者男，26 岁。2011 年开始出现左下肢反复水肿伴发红、发绀、疼痛，当地医院诊断为"左下肢静脉血栓形成"，给予弹力袜、阿司匹林、甲磺酸倍他司汀（迈之灵）治疗后稍好转。2012 年 9 月因"胸闷憋气，伴咳嗽、咯血"于当地医院行肺动脉 CT 检查显示"肺动脉栓塞，右心房、右心室血栓形成"，行"肺动脉取栓 + 右心房、右心室取栓术"（术中发现自肺动脉开口大量白色血栓，左肺动脉闭塞，右下肺动脉闭塞，右心房，右心室附壁血栓），术后给予华法林抗凝治疗。2013 年 1 月因活动耐量下降，左下肢红肿伴疼痛，当地医院肺动脉 CT 提示肺动脉内充盈缺损较前加重。就诊于本院。超声心动图：LV 26mm，RV 41mm，估测肺动脉收缩压 53mmHg，右心房血栓。之后建议就诊于风湿免疫科，根据患者反复血栓性静脉炎病史，针刺试验阳性，考虑诊断为白塞病，给予免疫抑制剂（泼尼松、硫唑嘌呤）及抗凝（华法林）治疗。之后患者活动耐量呈进行性下降，2013 年 11 月再次就诊于本院。既往史、个人史、家族史无特殊。

【体格检查】

体温 36℃，血压 112/76mmHg，脉搏 79 次 / 分，呼吸 18 次 / 分。胸部正中可见一长约 25cm 手术瘢痕，双肺未闻及湿啰音，$A_2 < P_2$，心尖搏动范围弥散，心率 79 次 / 分，律齐，三尖瓣听诊区可闻及收缩期 2/6 级吹风样杂音；腹软，肝脾未触及，无触痛，双下肢无水肿。

【辅助检查】

1. 血常规：血红蛋白 143g/L，白细胞计数 7.59×10^9/L，血小板计数 134×10^9/L。

2. 血生化：丙氨酸转氨酶 22U/L，天冬氨酸转氨酶 20U/L，总胆红素 10.1μmol/L，间接胆红素 1.9μmol/L，肌酐 57.3μmol/L。

3. NT-proBNP 1145.6pmol/L。

4. 凝血功能：IRN 2.83，D- 二聚体 0.16μg/ml。

5. 抗核抗体、抗心磷脂抗体及狼疮抗凝物均阴性。

6. 凝血因子、易栓症筛查未见明显异常。

7. 甲状腺功能未见明显异常。

8. 超声心动图：左心室舒张末期前后径 41mm，右心室舒张末期前后径 26mm，估测肺动脉收缩压 53mmHg，右心房血栓。肺动脉造影：主肺动脉及左右肺动脉干扩张，右下肺动脉闭塞，左肺动脉闭塞（图 20-1）。

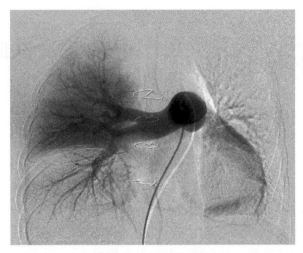

图 20-1　肺动脉造影

9. 右心导管检查：肺动脉压 57/3/32mmHg，全肺阻力 5.06WU。

【诊断】

①慢性血栓栓塞性肺动脉高压，肺动脉内取栓术后。②右心房血栓，右心房室血栓清除术后。③慢性肺源性心脏病。④白塞病。

【诊治经过】

1. 药物治疗

（1）抗凝治疗：长期口服华法林抗凝，定期复查 INR，根据 INR 结果调整口服华法林的剂量，控制 INR 在 2 ～ 3。

（2）免疫抑制剂治疗：针对白塞病口服醋酸泼尼松和硫唑嘌呤治疗。

（3）肺动脉高压靶向药物治疗：2013—2018 年患者口服西地那非 20mg tid 改善肺动脉高压治疗。2013—2017 年患者多次就诊于本院复查，活动耐力尚可。2018 年改为利奥西呱改善肺动脉高压治疗。

（4）利尿：应用呋塞米、托拉塞米及螺内酯利尿，根据患者病情变化及出入量情况调整利尿剂的剂量。

2. 肺动脉内膜剥脱术　患者肺动脉血栓位于肺动脉近端且合并右心房血栓，2013 年 11 月 14 日行肺动脉血栓内膜剥脱术＋右心房血栓清除术，术中可见主肺动脉充满血栓致左肺动脉闭塞，右肺动脉大量血栓致右下肺动脉闭塞，右心房可见粉红色附壁血栓。术后病理可见肺动脉近端新鲜血栓，远端机化血栓。术后继续服用华法林、西地那非、阿魏酸钠、托拉塞米、螺内酯、泼尼松等药物治疗。

3. 经皮肺动脉球囊成形术　患者行肺动脉内膜剥脱术后 6 个月复查，患者活动耐量无明显变化，超声心动图显示左心室舒张末期前后径 44mm，右心室舒张末期前后径 21mm，估测肺动脉收缩压 31mmHg。肺动脉 CT 再次出现双下肺动脉栓塞（图 20-2），继续给予药物治疗。2014—2018 年患者于本院规律随访，活动耐量可，自述未规律监测 INR。自 2018 年开始活动耐量逐渐下降，2019 年就诊于本院，超声心动图提示肺动脉压力明显升高（表 20-1），肺灌注显像提示双肺灌注缺损较 2014 年明显加重（图 20-3）。之后患者行 5 次肺动脉球囊扩张术，肺动脉造影提示肺动脉充盈缺损明显改善（图 20-4），治疗过程见表 20-2。

表 20-1 治疗过程中患者各项指标的变化

年份	RVDd (mm)	LVDd (mm)	SaO$_2$ (%)	sPAP (mmHg)	NT-proBNP (pg/ml)	Peak VO$_2$ (%)	6 分钟步行试验 (m)
2013	30	45	93.7	50	1145		
2014	21	44	96.6	31	186		663
2015	20	50	94.3	66	94.7	44	576
2016	22	48	97	49	56.7	44	558
2017	23	52	95.5	47	63.4	42	585
2018	29	45	92.8	91	646	27	570
2019	28	45	92.2	100	1942	23	505

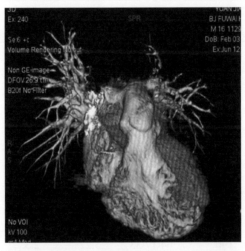

图 20-2 肺动脉内膜剥脱术后 6 个月肺动脉 CT

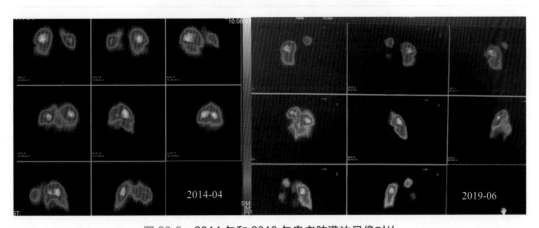

图 20-3 2014 年和 2019 年患者肺灌注显像对比

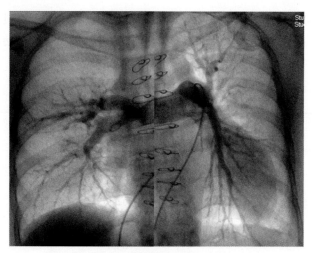

图 20-4 肺动脉球囊扩张术后肺动脉造影

表 20-2 经皮肺动脉球囊扩张术治疗过程中患者各项指标变化

年份	RVDd (mm)	NT-proBNP (pg/ml)	PAP (mmHg)	PVR (WU)	CI (L/m²)	球囊扩张部位
2019-06	28	1942	90/28/46	9.9	2.1	RA2、3、4、5 2mm 球囊
2019-08	36	2126	81/25/43	7.5	2.21	RA3、4、5；LA1、2 3.5mm 球囊
2019-11	35	994	51/21/33	7.8	2.51	LA1、2、6 4mm 球囊
2020-06	29	493	88/24/45	6.9	3.31	LA6 4～6mm 球囊
2021-05	29	276	79/16/34	6.46	2.28	
2022-09	29	190	64/17/33	5.22	2.3	LA4、5、8、9、10 4～6mm 球囊

【疾病介绍】

白塞病是一种炎症性疾病，其特征为复发性口腔溃疡及多种全身性表现，包括生殖器溃疡、皮肤病变，以及眼、神经系统、血管、关节和胃肠道疾病。白塞病可引起系统性血管炎，可侵袭循环系统所有（小、中、大）动静脉，许多临床表现可能是由血管炎所致。3%～5% 的患者可能出现动脉受累，静脉受累更常见，占 20%～40%。白塞病累及静脉，引起静脉血栓形成常是本病的早期特征。除了较常见的浅静脉和深静脉血栓形成外，还可发生上下腔静脉阻塞、巴德-吉亚利综合征、硬脑膜窦血栓形成和其他静脉阻塞性病变。白塞病还可引起肺动脉血管病变，导致肺动脉血栓形成，来源于下肢深静脉的血栓导致肺动脉血栓栓塞，两种因素均可引起肺动脉狭窄或闭塞，导致慢性血栓栓塞性肺动脉高压。本例患者即是白塞病合并深静脉血栓形成、肺动脉血栓形成、反复出现肺动脉血栓栓塞、血栓机化后引起的慢性血栓栓塞性肺动脉高压。

【病例点评】

本例患者幼年发病，早期以静脉炎、静脉血栓形成为主要表现，继而出现右心房血栓、肺动脉血栓，行肺动脉、右心房取栓术后再次出现肺动脉血栓，经血栓寻因诊断后考虑存在白塞病，之后仍有肺动脉血栓复发，逐渐发展为慢性血栓栓塞性肺动脉高压。该病例的诊断治疗过程展示了从急性肺栓塞到慢性血栓栓塞性肺动脉高压的发展过程，体现了从急性肺栓塞寻因诊断、抗凝治疗、外科手术治疗，再到慢性血栓栓塞性肺动脉高压外科治疗、药物治疗、介入治疗等治疗方案的选择时机。

根据《肺血栓栓塞症诊断与预防指南》推荐，对于急性 PTE 患者，应推荐积极寻找相关的危险因素，如不存在可逆诱发因素的患者，注意探寻潜在疾病，如恶性肿瘤、抗磷脂综合征、炎性肠病、肾病综合征等，年龄相对较轻（如 < 50 岁）且无可逆诱发因素的急性 PTE 患者，建议行易栓症筛查。该患者反复出现深静脉血栓及肺动脉血栓，完善相关检查后发现白塞病，予以积极治疗原发病后行肺动脉内膜剥脱术。白塞病的临床异质性较大，治疗方案因人而异，需要对患者进行个体化治疗。白塞病引起肺动脉血栓的机制包括深静脉血栓形成和肺动脉炎症引起的原位血栓形成，对于这类患者应在控制炎症的同时予以抗凝治疗。该患者以静脉炎、静脉血栓为主要临床表现，皮肤黏膜表现较少，治疗上予以糖皮质激素和硫唑嘌呤控制炎症，给予华法林抗凝。该患者血栓位于肺动脉近端，炎症控制后行肺动脉内膜剥脱术。

白塞病合并深静脉血栓，有 30% ~ 50% 的患者会复发，该例患者行肺动脉内膜剥脱术后 6 个月复查肺动脉 CT 再次出现肺动脉血栓栓塞，考虑与白塞病活动相关。患者当时活动耐量未受限，肺动脉压不高，暂予以药物治疗。在治疗过程中该患者于风湿免疫科定期随访调整药物，术后 5 年时间活动耐量尚可，但肺灌注显像显示肺动脉病变逐渐进展，术后第 5 年开始出现活动耐量下降，相关检查显示肺动脉压升高，心功能下降。从该例患者的疾病发展过程来看，白塞病合并慢性血栓栓塞性肺动脉高压是一种进展性疾病，治疗过程中需要同时积极控制原发病和血栓。

白塞病合并慢性血栓栓塞性肺动脉高压，如肺动脉血栓病变位于近端，可行肺动脉内膜剥脱术。有文献报道外科治疗可以改善这类患者的血流动力学，随访 6 ~ 74 个月时，患者可以维持良好的活动耐量。本例患者术后随访 5 年也保持了良好的活动耐量，更长期随访患者再次出现了肺动脉高压。对于肺动脉内膜剥脱术后的慢性血栓栓塞性肺动脉高压患者，经皮肺动脉球囊扩张术可以改善患者的血流动力学和预后。该患者经过介入治疗，血流动力学和活动耐量得到明显改善，肺动脉造影提示肺动脉血流明显改善，长期效果仍有待于进一步随访。

该病例提示对于年轻血栓疾病患者要警惕白塞病的可能，如确诊白塞病应积极给予免疫抑制药物治疗，同时予以抗凝治疗。根据肺动脉血栓的位置决定行外科手术治疗或介入治疗方案。

（赵智慧　杨　涛）

参 考 文 献

[1] Nair JR, Moots RJ. Behcet's disease. Clin Med (Lond), 2017, 17(1):71-77.

[2] Bayraktar Y, Balkanci F, Bayraktar M, et al. Budd-Chiari syndrome: a common complication of Behçet's disease. Am J Gastroenterol, 1997, 92(5):858-862.

[3] Seyahi E. Behçet's disease: How to diagnose and treat vascular involvement. Best Pract Res Clin Rheumatol, 2016, 30(2):279-295.

[4] 中华医学会呼吸病学分会肺栓塞与肺血管病学组, 中国医师协会呼吸医师分会肺栓塞与肺血管病工作委员会, 全国肺栓塞与肺血管疾病防治协作组. 肺血栓栓塞症诊治与预防指南. 中华医学杂志, 2018, 98(14):1060-1087.

[5] Hatemi G, Christensen R, Bang D, et al. 2018 Update of the EULAR recommendations for the management of Behçet's syndrome. Ann Rheum Dis, 2018, 77(6):808-818.

[6] Toledo-Samaniego N, Galeano-Valle F, Pinilla-Llorente B, et al. Clinical features and management of venous thromboembolism in patients with Behçet's syndrome: a single center case-control study. Intern Emerg Med, 2020, 15(4):635-644.

[7] Yıldızeli SO, Yanartas M, Tas S, et al. Outcomes of patients with behçet's syndrome after pulmonary endarterectomy. Thorac Cardiovasc Surg, 2018, 66(2):187-192.

病例 21. 肺动脉肉瘤所致肺动脉高压

【病史简介】

患者女，60 岁。因"活动后呼吸困难 4 个月"入院。

现病史：患者 4 个月前，无明显诱因出现活动后呼吸困难，快走或上坡、重体力活动时明显，伴咳嗽，咳白痰，痰容易咳出，无胸痛、心悸，伴咯血，每天 5 ～ 10ml，无发热、畏寒、盗汗，就诊于当地医院考虑肺炎，给予莫西沙星抗感染治疗后，咳嗽、咳痰有所缓解，但活动后呼吸困难未见明显缓解，于外院查肺动脉 CTA、超声心动图，考虑"肺动脉高压，肺动脉内占位"，予以哌拉西林、他唑巴坦抗感染，低分子肝素（7 天）+ 利伐沙班（15mg bid，共 18 天）抗凝治疗后，症状未见明显缓解。现为进一步诊治，就诊于本院，拟"肺动脉高压，肺栓塞，肺内占位"收住院。自发病以来，患者精神、睡眠、饮食尚可，大小便正常，体重减轻 5kg。

既往史：无肺栓塞或下肢静脉血栓史；无呼吸系统疾病；无糖尿病；无高脂血症；无乙肝病毒感染；无丙肝病毒感染；无结核感染；无外伤史；无药物、食物过敏史；无输血史。25 年前因子宫腺肌症行子宫次切术；有高血压 6 年，最高血压 160/90mmHg，一般血压 120/65mmHg，口服非洛地平；发现脑膜瘤 4 个月，未处理。

个人史：无药物接触史，不吸烟，不饮酒，无特殊环境接触史，无有机物质接触史，无无机物质接触史。

家族史：无家族遗传病史，无家族传染病史，父母亲已故，母亲死于胰腺癌。家庭其他成员身体健康。

【体格检查】

体温 36.2℃，脉搏 78 次 / 分，呼吸 18 次 / 分，血压 125/73mmHg。神志清楚，无病容，自主体位，眼睑无水肿，球结膜无水肿，巩膜无黄染，瞳孔等大等圆，无口唇发绀，甲状腺无肿大，无颈静脉怒张，无颈部血管杂音，双肺呼吸音清晰，双肺无啰音，心前区无隆起，心尖搏动在左侧第 5 肋间、锁骨中线内 0.5cm，未触及震颤，心脏浊音界正常，心律齐，心率 78 次 / 分，无心包摩擦音，$A_2 < P_2$，未闻及心脏杂音，移动性浊音阴性，腹部平坦，无压痛，无反跳痛，肠鸣音正常，肝未触及，肝颈静脉回流征阴性，无下肢水肿；病理反射未引出。

【辅助检查】

1. 血常规：白细胞总数 9.23×10^9/L，中性粒细胞百分比 74.1%，中性粒细胞绝对值 6.85×10^9/L，淋巴细胞百分比 20.4%，单核细胞百分比 3.8%，单核细胞绝对值 0.35×10^9/L，嗜酸性粒细胞百分比 0.9%，嗜酸性粒细胞绝对值 0.008×10^9/L，嗜碱性粒细胞百分比 0.8%，嗜碱性粒细胞绝对值 0.07×10^9/L。红细胞总数 4.64×10^{12}/L，血红蛋白 130g/L。

2. NT-proBNP 258pg/ml，ESR 17mm/h，降钙素原 0.02ng/ml。

3. 肿瘤标志物：甲胎蛋白 2.27ng/ml，癌胚抗原 0.56ng/ml，CA19-9 7.23U/ml，CA125 14.75U/ml，CA153 6.04U/ml。

4. 心肌梗死三项：高敏肌钙蛋白 0.003ng/ml，肌酸激酶同工酶 0.22ng/ml，肌红蛋白 16.67ng/ml。

5. 凝血因子全套：Ⅱ因子活性 14.45%，Ⅴ因子活性 125.6%，Ⅶ因子活性 97.7%，Ⅹ因子活性 72.9%，Ⅷ因子活性 105.8%，Ⅸ因子活性 73.6%，Ⅺ因子活性 73.3%，FⅫ因子活性 42.2%。

6. 凝血全套：凝血酶原时间 16.5 秒，凝血酶原时间活动度 64%，INR 1.32，活化部分凝血酶时间 43.7 秒，凝血酶时间 16 秒，纤维蛋白原测定 4.76g/L，D-二聚体 0.63μg/ml，纤维蛋白原降解产物 2.5μg/ml，血浆蛋白 C 活性 133%，血浆蛋白 S 活性 183.6%，血浆抗凝血酶Ⅲ活性 144%。

7. 血生化全套：总蛋白 73.5g/L，白蛋白 44.5g/L，丙氨酸转氨酶 32U/L，天冬氨酸转氨酶 19U/L，谷氨酰转肽酶 33U/L，总胆红素 6.64μmol/L，K^+ 3.73mmol/L，Na^+ 145.97mmol/L，血糖 5.97mmol/L，血氯 106.7mmol/L，肌酐 46.9μmol/L，脂蛋白 a 303.2mg/L，超敏 C 反应蛋白 5.46mg/L，游离脂肪酸 0.87mmol/L，同型半胱氨酸 9.73μmol/L。

8. 血气分析：pH 7.44，$PaCO_2$ 41.6mmHg，PaO_2 84.1mmHg。

9. 甲状腺八项：甲状腺过氧化物酶抗体 > 1300U/ml，总三碘甲状腺素原氨酸：1.36ng/ml，总甲状腺素 12.8ng/dl，促甲状腺素 1.37U/ml，甲状腺球蛋白抗体 247.1U/ml。

10. 大便隐血阴性。

11. 尿常规：隐血（3+），蛋白（±）。

12. 右心导管检查：心腔各部位血氧饱和度未见明显差异，Qp/Qs=0.66，股动脉血氧饱和度 98.1%，压力测定：右心房压 9/6/5mmHg，右心室压 32/3/7mmHg，肺动脉压 30/12/18mmHg，肺血管阻力 4.25WU；CI 4.25L/（min·m²）。

13. 心脏大血管超声：左心房前后径 35mm，容积 54ml，左心室间隔厚度 11mm，左室射血分数 61%，左心室舒张末期前后径 42mm，左心室舒张末期内容积 79ml，左心室收缩末期前后径 28mm，左心室收缩末期内容积 30ml，左心室后壁厚度 8mm，左心室每搏量 49ml，左心室短轴缩短率 33%，左心室排血量 3.1L/min，右心室前后径 24mm，TAPSE 正常，三尖瓣反流速度 3.2m/s，三尖瓣反流压差 41mmHg。多普勒检查提示二尖瓣微少量反流，主动脉瓣微少量反流，三尖瓣少量反流，肺动脉瓣微少量反流，估测肺动脉收缩压 46mmHg，平均动脉压 > 23mmHg。超声诊断为轻度肺动脉高压，三尖瓣少量反流。

14. 肺动脉 CT：肺动脉占位性病变，主要累及左肺动脉及其分支血管，右肺动脉、主动脉亦受累，考虑为肺动脉肉瘤可能性大，双肺多发结节，转移可能性大；双左肺散在渗出性改变，主动脉粥样硬化性改变，左心房增大。右肺中叶内侧段少量肺组织膨胀不全，左肺下叶散在条索影（图 21-1）。

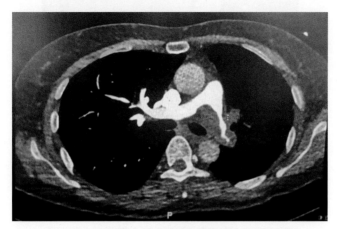

图 21-1　肺动脉增强 CT

15. 肺灌注显像：双肺放射性分布不均，左肺仅基底段隐约显影，右肺未见明显呈肺段性放射性稀疏或缺损区。左肺血流灌注显著受损，考虑为肺栓塞阻塞性改变，右肺血流灌注未见明显异常。

16. X 线胸片：双肺纹理大致正常，未见实变，主肺动脉结不宽，肺动脉段平直，心脏各房室不大，心胸比 0.48。

【诊断】

肺动脉肿瘤（可能性大），三尖瓣关闭不全，心律失常，偶发房性期前收缩，偶发室性期前收缩，高血压Ⅱ级（中危），咯血，血尿，甲状腺肿，乳腺增生，脑占位性病变，顶叶脑膜瘤，反流性食管炎，自身免疫性甲状腺炎（桥本病），低钾血症（已纠正），主动脉粥样硬化。

【诊治经过】

1. 抗凝治疗：速碧林 0.4ml q12h 减量至 0.4ml qd，动态观察。

2. 肺动脉活检

肉眼所见：两块灰白组织，总体积 0.3cm × 0.3cm × 0.2cm。

镜下所见：动脉内膜附较多胖梭形或上皮样肿瘤细胞，细胞异型性显著，核浆比例大，核呈卵圆形，病理性核分裂象偶见，肿瘤细胞无明显特征性排列方式，部分肿瘤坏死（图 21-2，图 21-3）。

病理诊断：（肺动脉占位活检）考虑未分化肉瘤的可能。送检组织较小，不代表肿瘤全貌，请结合临床。免疫组化结果：AE1/AE3（-），Desmin（+），Ki-67（40%），MDM2（个别阳性），Myogenin（-），CD56（+），STAT6（-），SMA（-），CD34（-），S-100（-），SOX10（-），CD99（+），EMA（-），LCA（-），Vimentin（+），BcL-2（个别阳性）。

手术评估：请外科会诊，评估是否手术治疗，经与患者及其家属沟通后，决定前往综合医院就诊。

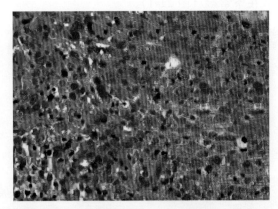

图 21-2　肺动脉活检：HE 染色结果（20×）

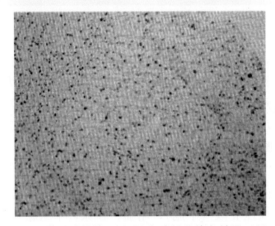

图 21-3　肺动脉活检：Ki-67 免疫组化染色结果（10×）

【疾病介绍】

肺动脉肉瘤是一种罕见的肺血管系统恶性肿瘤，起源于具有多种分化潜能的原始多能间质细胞，有侵袭性和转移性，发病率为 0.001%～0.03%。其诊断通常通过手术或尸检获得。发病机制尚不明确，好发年龄 40～50 岁，男女比例 1∶2，多数患者早期无特异性症状，该病最常见的症状是呼吸困难，其次是胸部或背部疼痛、咳嗽、咯血及身体不适等，但缺乏特异性，易误诊为肺动脉血栓栓塞症，多数患者有长时间抗凝及溶栓治疗史。患者可能存在肿瘤周围血栓负荷，通过溶栓或抗凝治疗，部分患者胸闷、气短可暂时改善。临床对于无血栓栓塞危险因素、抗凝治疗效果不明显或已发现肿瘤转移的患者应考虑肺动脉肉瘤的可能。

超声心动图是肺动脉肉瘤的辅助检查方法，可测定肺动脉收缩压并监测肿瘤复发，但其主要用于右心室流出道，肺动脉及左、右肺动脉近端病变的评估，对于肺动脉分支远端病灶的检出率较低。肺动脉肉瘤患者较少发生下肢静脉血栓，D- 二聚体水平正常或轻度增高，可能与肿瘤导致血流减慢，从而继发肿瘤远端肺动脉内血栓形成有关。肺栓塞患者多合并有下肢静脉血栓，且 D- 二聚体明显增高。因此，行下肢静脉超声检查及 D- 二聚体监测有助于鉴别诊断肺动脉肉瘤和肺栓塞。肺栓塞血栓主要来源于下肢深静脉，尤其是从腘静脉上端到髂静脉段的下肢近端深静脉，而多数肺动脉肉瘤患者左心功能正常，当肺动脉肿瘤导致肺动脉梗阻时，可引起肺通气血流比例失调，在右心衰竭前，患者已出现明显缺氧症状，因此，下肢深静脉血栓形成及 D- 二聚体水平增高较少发生。

　　肺动脉 CT 血管成像可清晰显示病变的形态、范围及血管壁和右心室流出道（肺动脉瓣）受累情况，评估肿块有无钙化、肿瘤强化、分叶、出血或血管形成，还可诊断肺部以外的其他胸部病变，是临床鉴别肺动脉肉瘤和肺栓塞的主要方法。肺动脉肉瘤具有恶性肿瘤的侵袭特征，但较少经淋巴转移，肺门、纵隔淋巴结多无肿大。有研究发现，肺动脉肉瘤主要侵犯肺动脉干和（或）肺动脉瓣，易转移至左、右肺动脉及远端分支，少数可通过肺动脉瓣逆行蔓延至右心室流出道。肺动脉肉瘤的肺动脉 CT 血管成像表现为肺动脉管腔内对比剂充盈缺损，因肿瘤侵蚀肺动脉壁呈现典型的"蚀壁征"。本例患者肺动脉 CT 血管成像均可见肺动脉主干及左、右肺动脉均可见充盈缺损。

　　肺动脉肉瘤确诊最终依据组织病理，其诊断通常依靠手术或尸检做出。研究表明，超声引导下经支气管镜针吸活检可以对取得的标本进行快速现场评估促进对肺动脉肉瘤的早期诊断，是一种可行的微创方法。此外，利用血管内导管钳活检技术诊断肺动脉肉瘤的病例不断被报道，其可能是一种有效且安全的诊断工具。本例患者是通过病理活检明确了诊断。肺动脉肉瘤在诸多病理类型中以未分化肉瘤最为常见，占所有肺动脉肉瘤的 34%，其次是纤维肉瘤（21%）、平滑肌肉瘤（20%）、横纹肌肉瘤（6%）、间充质组织细胞瘤（6%）、软骨肉瘤（4%）、血管肉瘤（4%）、骨肉瘤（3%）和恶性纤维组织细胞瘤（2%）。Bode-Lesniewska 等在肺动脉肉瘤的免疫组织化学染色中，Vimentin 在所有肺动脉肉瘤中均有强烈表达，Desmin 和 SMA 呈不同程度的阳性表达，内皮和上皮标志物及 S-100 蛋白阴性表达，MDM2 在大多数肺动脉肉瘤中表达。本例患者术后病理示未分化多形性肉瘤，免疫组化：AE1/AE3 (-)，Desmin (+)，Ki-67 (40%)，MDM2（个别阳性），Myogenin (-)，CD56 (+)，STAT6 (-)，SMA (-)，CD34 (-)，S-100 (-)，SOX10 (-)，CD99 (+)，EMA (-)，LCA (-)，Vimentin (+)，BcL-2（个别阳性），结果与上述研究基本一致，证实了肺动脉肉瘤的诊断。

　　该病的治疗目前无指南可循，治疗决策取决于患者的症状、病灶的大小及有无远处转移等。肺动脉内膜剥脱术作为一种姑息治疗，可以恢复患者肺部病变处的血供，提供充足的氧合，保护肺血管床，降低肺动脉压。关于辅助治疗是否可以提高患者生存率尚无定论。联合血管靶向和免疫治疗可能会成为 PAS 患者改善预后的有效方案，但与当前治疗方案有关的报道甚少，结论仍需大量的临床研究进一步佐证。

【病例点评】

　　肺动脉肉瘤在临床上罕见，早期诊断困难，因临床表现类似肺栓塞而容易误诊；因 D- 二聚体正常，未进一步检查 CTPA 或病情、条件不允许又未行 PET/CT、MRI

容易漏诊。该病的患者生存时间短、预后差，如何提高生存率是临床上面临的问题。重视肺动脉肉瘤多样的临床表现和基础辅助检查的解读，"蚀壁征"是其较特异性的CTPA表现，确诊依靠组织病理检查。治疗的关键是早期诊断和外科手术切除。终身抗凝是治疗的重要手段。术后化疗、放疗、靶向药物和免疫治疗有一定效果，仍需要临床去验证。争取早期明确诊断及治疗是影响预后的关键。

肺动脉肉瘤恶性程度高，预后差，患者的平均生存期为 12 ～ 18 个月，多数患者确诊时已发展至晚期，双侧肺已发生播散转移，失去了手术机会。早期诊断可提高手术治愈率，改善肺动脉肉瘤患者预后。

（赵智慧　李　欣）

参 考 文 献

[1] 张参，武燕萍，贾卫华．肺动脉内膜剥脱术联合抗肿瘤治疗肺动脉肉瘤 1 例并文献复习．临床肺科杂志，2024, 29(1):158-162.

[2] 陈小三，张志东，乔刚，等．肺动脉肉瘤 4 例临床分析．中华实用诊断与治疗杂志，2023, 37(7): 665-668.

病例 22. 大动脉炎所致肺动脉高压

【病史简介】

患者女，57 岁。体检发现肺动脉高压 1 年余，加重半个月。

现病史：患者 2019 年 8 月因右手拇指腱鞘炎拟行手术治疗时行超声心动图检查显示：左心房前后径 26mm，左心室舒张末期前后径 32mm，右心房前后径 47mm，左室射血分数 78%，估测肺动脉收缩压 133mmHg，结论：肺动脉高压，右心扩大，右心室增厚，三尖瓣反流（重度），左心室舒张功能减低，NT-proBNP 6667.15pg/ml，血常规：白细胞总数 2.61×10^9/L，血红蛋白浓度 141.00g/L，血小板总数 122×10^9/L，ANA > 500AU/ml（正常值：$0 \sim 20$AU/ml），抗 SSA 抗体（3+），抗 SSB 抗体（2+），抗 Ro-52 抗体（3+），IgG 17.26g/L，RF 133.5U/ml（正常值：$0 \sim 20$U/ml），无胸闷、气短、头晕、黑矇、心悸等不适，考虑干燥综合征，肺动脉高压。给予甲泼尼龙 80mg qd，服用 7 天后减量至 60mg qd，服用 3 天后减量至 40mg qd，服用 1 天后减量至 20mg qd，服用 1 个月；雷公藤 200mg tid，服用 1 个月；羟氯喹 0.2g bid，服用 1 个月，同时加用西地那非 25mg bid、安立生坦 5mg qd，6 个月后患者自行停用西地那非及安立生坦，无不适症状。半个月前患者感冒后出现活动后气短，快走时即可出现症状，不能爬楼，伴咳嗽，无胸痛、头晕、黑矇、心悸，再次就诊于当地医院，行超声心动图检查显示：左心房前后径 32mm，左心室舒张末期前后径 33mm，右心房前后径 51mm，左室射血分数 76%，估测肺动脉收缩压 150mmHg，结论：肺动脉高压，右心房、右心室扩大，右心室壁运动不良，右心室增厚，三尖瓣反流（重度），左心室功能减退，NT-proBNP 4293pg/ml，血常规：白细胞总数 5.74×10^9/L，血红蛋白浓度 161.00g/L，血小板总数 157×10^9/L，ANA 核颗粒型 1：320 阳性，抗 SSA 抗体（3+），抗 SSB 抗体（+），抗 Ro-52 抗体（3+），加用西地那非 50mg bid、安立生坦 10mg qd 口服，现为进一步诊治收入院。病程中眼干明显，否认口干、光过敏、雷诺现象、关节痛、猖獗龋等表现。发病以来，患者睡眠、食欲、精神尚可，大小便正常，体重无明显改变。

既往史：无传染病史，无外科手术史，青霉素过敏，无接种疫苗，无输血史，自幼双眼视力差，原因不明。无高血压，无心绞痛，无心肌梗死，无高脂血症，无糖尿病，无肥胖史。10 年前患肺结核，规律口服药物治疗。

个人史：无药物接触史，无吸烟，无饮酒，无特殊环境接触史，无有机物质和无机物质接触史。

家族史：无家族遗传病史，无家族传染病史，父亲已故，母亲健在，家庭其他成员身体健康。

【体格检查】

体温 36℃，脉搏 90 次 / 分，呼吸 18 次 / 分，血压 114/74mmHg。神志清楚，无病容，体位自动，眼睑无水肿，球结膜无水肿，巩膜无黄染，瞳孔等大等圆，无口唇发绀，甲状腺无肿大，无颈静脉怒张，无颈部血管杂音，双肺呼吸音清晰，双肺无啰音，心前区无隆起，心尖搏动在左侧第 5 肋间、左锁骨中线内 0.5cm，未触及震颤，心脏浊音界正常，心律齐，心率 90 次 / 分，无心包摩擦音，$A_2 < P_2$，未闻及左侧心脏杂音，未闻及右侧心脏杂音，移动性浊音阴性。腹部平坦，无压痛，无反跳痛，肠鸣音正常，肝未触及，肝颈静脉回流征阴性，无下肢水肿；未引出病理反射。

【辅助检查】

1. 血常规：白细胞总数 3.02×10^9/L，中性粒细胞百分比 39%，中性粒细胞绝对值 1.18×10^9/L，淋巴细胞百分比 50.7%，单核细胞百分比 9.3%，单核细胞绝对值 0.28×10^9/L，嗜酸性粒细胞百分比 0.7%，嗜酸性粒细胞绝对值 0.02×10^9/L，嗜碱性粒细胞百分比 0.3%，嗜碱性粒细胞绝对值 0.01×10^9/L。红细胞总数 5.28×10^{12}/L，血红蛋白浓度 154g/L。

2. NT-proBNP 5736pg/ml，ESR 3mm/h，降钙素原 0.05ng/ml，CRP 2.23mg/L。

3. 肿瘤标志物：甲胎蛋白 5.44ng/ml，癌胚抗原 5.88ng/ml，CA19-9 24.95U/ml，CA125 11.22U/ml，CA153 8.84U/ml。

4. 凝血因子全套：Ⅱ因子活性 80%，Ⅴ因子活性 94.1%，Ⅶ因子活性 74.2%，Ⅹ因子活性 69%，Ⅷ因子活性 99.5%，Ⅸ因子活性 82.9%，Ⅺ因子活性 67%，F Ⅻ因子活性 44.4%。

5. 凝血全套：凝血酶原时间 13.2 秒，凝血酶原时间活动度 102%，INR 0.99，活化部分凝血酶时间 38 秒，D- 二聚体 0.41μg/ml，纤维蛋白原降解产物 2.5μg/ml。

6. 血生化全套：总蛋白 64.8g/L，白蛋白 34.7g/L，丙氨酸转氨酶 8U/L，天冬氨酸转氨酶 24U/L，谷氨酰转肽酶 25U/L，总胆红素 14.78μmol/L，K^+ 3.9mmol/L，Na^+ 145.12mmol/L，血糖 5.08mmol/L，血氯 109.46mmol/L，肌酐 64.28μmol/L，尿酸 465.13μmol/L，脂蛋白 a 1059.3mg/L，超敏 C 反应蛋白 1.96mg/L，游离脂肪酸 0.62mmol/L，同型半胱氨酸 15.82μmol/L。

7. 抗核抗体谱：抗核抗体（ANA）377AU/ml，抗 SSA 抗体（SSA）213AU/ml，抗 SSB 抗体（SSB）377AU/ml，抗 Ro-52 抗体（Ro-52）286AU/ml，抗线粒体抗体 M2 亚型（AMA-M2）291AU/ml。

8. 右心导管：右心房压 10/4/3mmHg，右心室压 137/-9/13mmHg；肺动脉压 134/17/59mmHg；PAWP 1mmHg，PVR 22.22WU；CI 2.44L/（min·m²）。行肺动脉造影显示：主肺动脉明显增宽，右肺动脉狭窄远端宽 15.4mm，狭窄长度约 18.3mm；从狭窄以远至近端压力为 17/10/13mmHg → 134/17/59mmHg。右肺上叶闭塞，中叶及下叶基底干肺动脉显影尚可，远端灌注尚可，相应静脉回流通畅。左肺动脉上叶、下叶闭塞，舌叶动脉纡曲增宽，局部可见狭窄、扭曲改变。

9. 肺功能检查：通气功能轻中度异常，肺弥散功能中度障碍。

10. 心肺运动试验：心电图运动试验阴性；中度运动受限，Peak VO$_2$ 10.9ml/（min·kg），达预计值 43%。

11. 心脏大血管超声：左心房前后径 31mm，容积 32ml，左心室间隔厚度 9mm，左室射血分数 86%，左心室舒张末期前后径 29mm，左心室舒张末期容积 32ml，左心室后壁厚度 9mm，右心室前后径 51mm，TAPSE 19 mm，三尖瓣反流速度 5.7m/s，三尖瓣反流压差 130mmHg，三尖瓣大量高速反流，肺动脉瓣微少量高速反流，估测肺动脉收缩压 133mmHg，平均动脉压 > 32mmHg。超声诊断为重度肺动脉高压，右心扩大，右心功能减低，三尖瓣大量反流，少量心包积液。

12. 肺动脉 CT：①两侧肺动脉多发闭塞、狭窄，肺动脉高压改变，病原性质待定，考虑肺血管炎的可能。②主动脉粥样硬化改变；少量心包积液。③双肺多发钙化结节，以左肺为著；双肺散在索条影；左肺上叶灌注不均匀，局部见肺气肿；双侧胸膜局部增厚（图 22-1）。

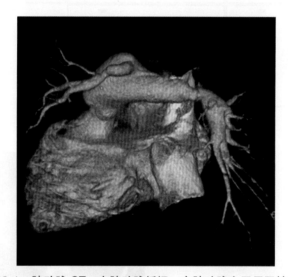

图 22-1　肺动脉 CT：左肺动脉纤细，右肺动脉主干局限性狭窄

13. 肺灌注显像（图 22-2）：双肺多发肺段性血流灌注受损，考虑为肺血管栓塞阻塞性病变。

14. PET-CT 大血管检查所见：大动脉放射性欠均匀，头臂干标准摄取最大值（standardized uptake value maximum，SUV$_{max}$）1.6，双侧颈动脉 SUV$_{max}$ 左 1.2/ 右 1.8，双侧锁骨下动脉 SUV$_{max}$ 左 1.4/ 右 1.7，双侧腋动脉 SUV$_{max}$ 左 1.0/ 右 1.2，肺动脉干 SUV$_{max}$ 1.6，肺动脉 SUV$_{max}$ 左 1.7/ 右 1.7，升主动脉 - 主动脉弓 - 降主动脉 SUV$_{max}$ 1.7 ～ 2.0，腹主动脉 SUV$_{max}$ 1.7 ～ 1.9，双侧髂总动脉 SUV$_{max}$ 左 1.0/ 右 1.6，双侧髂内动脉 SUV$_{max}$ 左 1.3/ 右 1.0，双侧髂外动脉 SUV$_{max}$ 左 1.4/ 右 1.1，双侧股动脉 SUV$_{max}$ 左 1.6/ 右 1.3。头臂干、主动脉弓 - 降主动脉、腹主动脉散在钙化。肝脏放射性摄取欠均匀，平均 SUV 2.1，SUV$_{max}$ 2.8。右心室增大，心肌放射性增高，SUV$_{max}$ 6.6。左肾体积缩小，皮质变薄，其内密度及放射性分布未见明显异常。结论：①大动脉代

谢欠均匀，未见明显动脉炎活动改变。②右心室增大，心肌葡萄糖代谢增高，考虑负荷增大所致；左肾萎缩（图 22-3）。

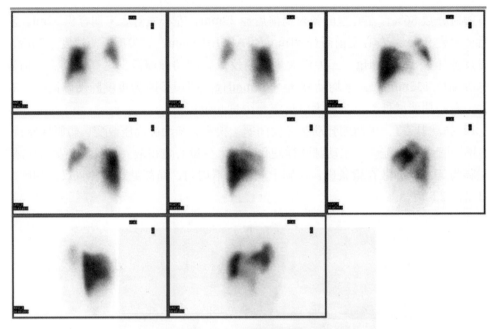

图 22-2　肺灌注显像

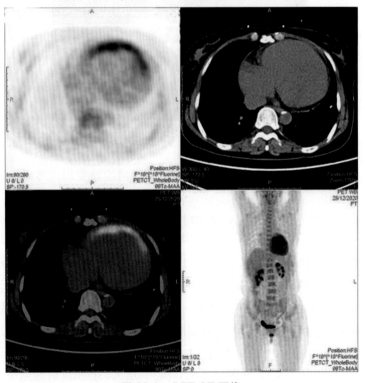

图 22-3　PET-CT 图像

【诊断】

结缔组织病相关性肺动脉高压，大动脉炎，肺动脉狭窄，慢性肺源性心脏病，心脏扩大，三尖瓣重度关闭不全，心功能Ⅱ级（WHO分级），干燥综合征（舍格伦综合征），双眼视力低下，陈旧性肺结核，全血细胞减少，反流性食管炎，胃肠功能紊乱。

【诊治经过】

1. 药物治疗

（1）抗凝治疗：2021年3月9日于本院行利伐沙班抗凝。2023年10月，呼吸道病毒感染后患者因小咯血自行停用利伐沙班。

（2）免疫抑制治疗：甲泼尼龙、雷公藤、羟氯喹。2023年10月，因呼吸道病毒感染后小咯血自行停用激素。

（3）肺动脉高压靶向治疗：2019年8月在外院确诊肺动脉高压后用西地那非25mg bid，安立生坦5mg qd 口服，后自行停服。门诊调整为西地那非50mg bid，安立生坦10mg qd 口服。2021年3月9日于本院给予他达拉非20mg/d+安立生坦10mg/d+曲前列尼尔泵入改善肺动脉压。2023年10月，呼吸道病毒感染后自行停用靶向药物，2023年12月再次入本院，给予靶向药物安立生坦治疗。

（4）增强心肌收缩力：2021年3月9日入院期间于给予地高辛强心。

（5）利尿：2021年3月9日入院期间予以利尿。

2. 肺动脉球囊扩张术 2021年3月9日于本院行右心导管及肺动脉造影＋肺动脉支架置入术：放入支架前，肺动脉压 162/20/71mmHg，PAWP12/11/11mmHg，肺血管阻力 22.33WU；于右肺动脉狭窄处置入 Pul-StentM25 支架 1 枚，放入支架后，肺动脉压 75/18/32mmHg，手术顺利（图 22-4）。

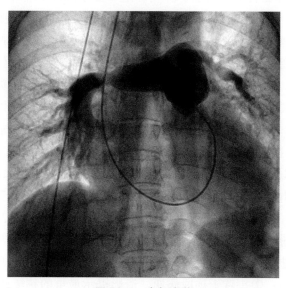

图 22-4　支架术前

肺动脉造影：主肺动脉明显增宽，右肺动脉狭窄远端宽 15.4mm，狭窄长度约 18.3mm；从狭窄以远至近端压力为 17/10/13mmHg → 134/17/59mmHg。右肺上叶闭塞，中叶及下叶基底干肺动脉显影尚可，远端灌注尚可，相应静脉回流通畅。左肺动脉上叶、下叶闭塞，舌叶动脉纤曲增宽，局部可见狭窄、扭曲改变（图 22-5）。

3. 治疗结果、随访和转归　出院后随访，生命体征平稳。

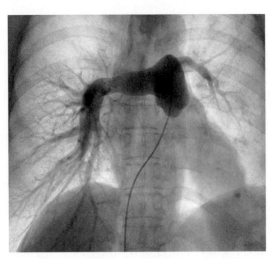

图 22-5　支架术后

【诊疗思路分析】

诊断依据：患者为中年女性，有眼干、活动后气短症状，抗 SSA 抗体和抗 SSB 抗体阳性，抗 Ro-52 抗体阳性，提示干燥综合征（舍格伦综合征）。

超声心动图提示肺动脉高压，肺动脉 CT 显示两侧肺动脉多发闭塞、狭窄，肺动脉高压改变，考虑肺血管炎的可能，肺动脉造影提示肺动脉主干或分支管腔不规则，局限性狭窄。1996 年修订后的 Ishikawa 诊断大动脉炎的标准，包括 3 个主要标准和 10 个次要标准。主要标准包括：①左锁骨下动脉中段病变，动脉血管造影提示最重的狭窄或闭塞病变位于左锁骨下动脉椎动脉开口近段 1cm 至开口远段 3cm 处；②右锁骨下动脉中段病变，动脉造影提示最重的狭窄或闭塞病变位于右锁骨下动脉椎动脉开口至以远 3cm 处；③典型的体征和症状，至少持续 1 个月以上：肢体间歇性跛行，无脉或者脉搏不对称，双侧肢体收缩压，发热，颈部疼痛，一过性黑矇、视物不清、晕厥、呼吸困难或心悸。次要标准包括：① ESR 增快，在病史中发现不明原因的 ESR > 20mm/h；②颈动脉压痛，而非颈部肌肉压痛；③高血压，血压上肢 > 140/90mmHg，下肢 > 160/90mmHg；④主动脉瓣反流或主动脉瓣环扩张，通过听诊、超声心动图或造影检查可发现；⑤肺动脉病变，肺动脉造影或肺灌注显像提示叶或段肺动脉闭塞、狭窄或瘤样扩张，肺动脉造影提示肺动脉主干或分支管腔不规则；⑥左侧颈总动脉中段病变，造影提示最严重的狭窄或闭塞病变位于颈总动脉中段（开口后 2cm 以远的 5cm 长的病变）；⑦头臂干远段病变，造影提示最重的狭窄或闭塞位于头臂干远段；⑧降主动脉病变，造影提示降主动脉狭窄、扩张或动脉瘤、管腔不规则，单纯的动脉纤曲不算；⑨腹主动脉病变，表现为腹主动脉狭窄、扩张或动脉瘤、管腔不规则；⑩冠状动脉病变，30岁以下年轻无明显危险因素的患者造影提示冠状动脉病变。满足上述2个主要标准，或1个主要标准和2个次要标准，或4个次要标准者，需考虑大动脉炎的高度可能性。

结合患者的临床表现、辅助检查，满足1个主要标准、2个次要标准，考虑存在多发性大动脉炎（Takayasu arteritis，TAK）。

右心导管提示肺动脉高压。患者患有干燥综合征、大动脉炎与肺动脉高压均有相关可能性。

【疾病介绍】

大动脉炎（Takayasu arteritis）是一种慢性进行性、全层性非特异性动脉炎，主要累及主动脉及其分支、肺动脉、冠状动脉，受累动脉壁增厚、可伴血栓形成，动脉管腔狭窄、闭塞或扩张，偶有瘤样改变。1962年，黄宛教授和刘力生教授以"缩窄性大动脉炎"为题首次在国内外发表了对该疾病的命名，目前统称为"大动脉炎"。日本学者早年提出的高安病（Takayasu disease）是指局限性眼底血管病变，直至20世纪60年代后期，才认识到这是一种全身性血管疾病，并命名为"Takayasu arteritis"。目前常用临床分型有头臂干型（主动脉弓综合征型）、胸腹动脉型、广泛型、肺动脉型。本病多见于青年女性，30岁前发病者约占90%，男女患病比例约1：3.8；目前发病机制尚不清楚，可能与遗传、性激素、感染、机体免疫功能紊乱及细胞因子炎症反应相关。

大动脉炎临床表现包括全身症状和受累血管炎症引起的局部缺血症状。全身症状缺乏特异性，包括发热、全身不适、疲劳乏力、盗汗、体重下降、食欲缺乏、肌痛、关节炎、结节红斑等，可急性发作，也可隐匿起病。局部缺血症状包括肢体跛行[可累及上肢和（或）下肢]、头晕、头痛、黑矇、晕厥、偏瘫、失语、失明、胸闷、胸痛、腹痛等。体检触诊受累的表浅血管（包括肱动脉、桡动脉、颈动脉及足背动脉）有压痛、搏动减弱或无搏动，高血压或双侧血压不对称，动脉听诊可闻及血管杂音等，均是高度特异性体征。实验室检查如ESR、CRP缺乏特异性。影像学检查是诊断大动脉炎的重要手段，数字减影血管造影是诊断大动脉炎的金标准，目前被磁共振血管成像、CT血管成像、血管超声及 ^1F 标记的脱氧葡萄糖正电子发射体层成像等替代。

1990年美国风湿病学会（ACR）提出了大动脉炎的新的诊断标准，包括以下6项：①发病年龄≤40岁；②患肢间歇性运动乏力；③一侧或双侧肱动脉搏动减弱；④双侧上肢收缩压差＞10mmHg；⑤锁骨下动脉或主动脉杂音；⑥血管造影提示主动脉及一级分支或上下肢近端的大动脉狭窄或闭塞，病变常为局灶或节段性，且不是由动脉粥样硬化、纤维肌性发育不良或其他原因引起。符合上述6项中的3项者即可诊断本病。该标准简洁实用，易于推广使用，在部分国家一直沿用至今。2011年中华医学会风湿病学分会关于《大动脉炎诊断及治疗指南》中也是根据此标准进行诊断的。此标准诊断的敏感度和特异度分别为90.5%和97.8%。2018年ACR更新了大动脉炎的分类标准，准入条件将年龄放宽至≤60岁，影像学检查有血管炎症证据，满足准入条

件后分类标准得分 ≥ 5 分可诊断为大动脉炎。

1988 年发布的 Ishikawa 大动脉炎诊断标准第一次就该病的诊断进行了定义，该标准强调了发病年龄和典型的症状和造影发现。

1996 年修订后的 Ishikawa 大动脉炎诊断标准包括 3 个主要标准和 10 个次要标准。主要标准包括：①左锁骨下动脉中段病变，动脉血管造影提示最重的狭窄或闭塞病变位于左锁骨下动脉椎动脉开口近段 1cm 至开口远段 3cm 处。②右锁骨下动脉中段病变，动脉造影提示最严重的狭窄或闭塞病变位于右锁骨下动脉椎动脉开口至以远 3cm 处。③典型的体征和症状，至少持续 1 个月以上：肢体间歇性跛行，无脉或脉搏不对称，双侧肢体收缩压，发热，颈部疼痛，一过性黑矇、视物不清、晕厥、呼吸困难或心悸。次要标准包括：① ESR 增快，在病史中发现不明原因的 ESR > 20mm/h；②颈动脉压痛，而非颈部肌肉压痛；③高血压，血压上肢 > 140/90mmHg，下肢 > 160/90mmHg；④主动脉瓣反流或主动脉瓣环扩张，通过听诊、超声心动图或造影可发现；⑤肺动脉病变，肺动脉造影或肺灌注显像提示叶或段肺动脉闭塞、狭窄或瘤样扩张，肺动脉造影提示肺动脉主干或分支管腔不规则；⑥左侧颈总动脉中段病变，造影提示最严重的狭窄或闭塞病变位于颈总动脉中段（开口后 2cm 以远长 5cm 的病变）；⑦头臂干远段病变，造影提示最重的狭窄或者闭塞位于头臂干远段；⑧降主动脉病变，造影提示降主动脉狭窄、扩张或动脉瘤、管腔不规则，单纯的动脉纡曲不算；⑨腹主动脉病变，表现为腹主动脉狭窄、扩张或动脉瘤、管腔不规则；⑩冠状动脉病变，30 岁以下年轻的无明显危险因素患者造影提示冠状动脉病变。满足上述 2 个主要标准，或 1 个主要标准 +2 个次要标准，或 4 个次要标准者，需考虑大动脉炎的高度可能性。与原先的标准相比，本标准最显著的变化是去除了年龄的必需标准，在次要标准方面加上了冠状动脉损害，同时去除了高血压的年龄和腹主动脉损害中除外主髂动脉损害的要求。该标准敏感度和特异度分别为 92.5% 和 95.0%。

大动脉炎约 20% 为自限性，在发现时疾病已稳定，如无并发症可随访观察。发病早期有上呼吸道、肺部或其他脏器感染因素存在，应控制感染。对高度怀疑有结核分枝杆菌感染的，应同时抗结核治疗。治疗包括药物治疗和手术治疗。①糖皮质激素：口服泼尼松、静脉用甲泼尼龙。口服泼尼松 1mg/kg，维持 3 ~ 4 周后逐渐减量，每 10 ~ 15 天减总量的 5% ~ 10%，通常 ESR 和 C 反应蛋白下降趋于正常为减量的指标，剂量减至每日 5 ~ 10mg 时应维持一段较长时间。活动性重症者可试用大剂量甲泼尼龙静脉冲击治疗。②免疫抑制剂：如环磷酰胺、甲氨蝶呤、硫唑嘌呤。新一代的免疫抑制剂，如环孢素、麦考酚吗乙酯、来氟米特等仅见于个案报道，其疗效有待进一步研究证实。③生物制剂：如 TNF 拮抗剂，但尚缺乏大样本临床验证。④扩血管、抗凝，改善血液循环：使用扩血管、抗血小板药物治疗，能部分改善血管狭窄引起的临床症状，常用药物有地巴唑、妥拉唑林、阿司匹林、双嘧达莫等。⑤经皮介入治疗和外科手术治疗：TA 活动期禁忌，一般主张炎症控制 > 2 个月。介入治疗包括经皮球囊扩张成形术和血管内支架置入术。TA 患者中冠状动脉受累为 10% ~ 30%，且大部分为冠状动脉开口处病变。如果累及冠状动脉导致 LM 或 LAD 严重狭窄或闭塞，非手术治疗预后较差，多数患者死于心脏事件，故应在炎症控制后尽早行血运重建。

【病例点评】

大动脉炎常可累及肺动脉，可以引起肺动脉高压，相比于没有肺动脉高压的患者，进展为肺动脉高压的患者预后明显更差。因此早诊断、早治疗可明显改善预后。对于大动脉炎患者，需要抗感染治疗，其中包括糖皮质激素、免疫抑制剂和生物制剂。一般炎症控制后的患者，对于肺血管的病变，可以考虑经皮介入治疗。

（赵智慧　李　欣）

参 考 文 献

[1] Gutierrez-Rodrigues F, Wells KV, Jones AI, et al. Clonal haematopoiesis across the age spectrum of vasculitis patients with Takayasu's arteritis, ANCA-associated vasculitis and giant cell arteritis. Ann Rheum Dis, 2024, 83(4): 508-517.

[2] Dejaco C, Ramiro S, Bond M, et al. EULAR recommendations for the use of imaging in large vessel vasculitis in clinical practice: 2023 update. Ann Rheum Dis, 2024, 83(6): 741-751.

病例 23. 纤维素性纵隔炎所致肺动脉高压

【病史简介】

患者女，66岁。因"间断干咳、痰中带血丝8年，心悸1年余"入院。

现病史：患者2012年开始间断出现咳嗽，干咳为主，少量咳痰，痰中带血丝，否认大咯血、反复低热，后就诊于当地医院，诊断考虑"肺结核"（具体不详），给予抗结核治疗1年。1年后患者干咳症状明显缓解，复查后遵医嘱停用抗结核治疗，患者病情稳定，活动耐量无明显受限。2016年2月，患者再发咳嗽，干咳，痰中带血，发热，消瘦，于外院查胸部CT显示：右肺中叶不张；行支气管镜显示：气管隆嵴偏斜，肿胀，各支气管腔黏膜表面较多灰褐色样色素沉着，右下叶背段支气管开口明显变形、狭窄，但各支气管腔内均未见新生物占位，未见脓血性分泌物，但黏膜普遍轻度肿胀，部分呈纵向排列，此次给予右下叶背段生理盐水盥洗，后行肺部病变处活检镜下诊断考虑广泛支气管黏膜炭末沉积并支气管慢性炎症。病理诊断：支气管黏膜慢性炎，间质炭末沉积；免疫组化：CD20（+），CD3（-），CD68（2+），Cytokeratin（+）Ki-67（+，<2%）；抗酸染色（-）×3次。临床诊断考虑支气管结核，针对右肺中叶支气管狭窄行支气管冷冻治疗；同时再次恢复抗结核治疗（利福平、吡嗪酰胺、异烟肼三联）维持至今。2016年12月查胸部CT：右肺中叶支气管起始部狭窄、截断，周围可见2.9cm×2.8cm略高密度结节，中等强化；下叶背段支气管局部狭窄、截断，周围见1.9cm×1.6cm结节影，远段片状实变，边缘模糊（不除外癌）；左肺上叶斑片条索影，纵隔、肺门多发肿大淋巴结。CT引导下行右肺中叶病变穿刺活检：灰白组织2条，病理镜下为肺组织，肺泡上皮增生伴肺泡腔内纤维组织增生、慢性炎细胞浸润，组织细胞聚集，符合机化性肺炎；未见恶性肿瘤细胞。2017年3月于肿瘤医院复查胸部CT显示：右肺中叶实变范围较前明显缩小，其内可见通气支气管走行；右肺下叶背段支气管及周围结节影较前无变化；纵隔淋巴结情况同前。患者一直规律随诊，定期复查胸部CT，右肺不张情况较前变化不显著。2019年3月，患者偶有夜间心悸，日间活动不受限，未明确诊断。2019年12月患者睡觉夜间心悸情况较前显著，日间偶有心悸不适，自觉活动时乏力，否认咯血、咳嗽、低热等情况，于外院查动态心电图显示：平均心率71次/分，最慢46次/分，最快136次/分。结论：窦性心律房性期前收缩，短阵房性心动过速，频发室性期前收缩，短阵室性心动过速（1阵）。活动平板：可疑阳性，运动及恢复时频发室性期前收缩。呼吸功能：FVCPred 95%，FEV_1 Pred 88%，FEV_1/FVC% 93%；残总比增加，弥散功能减低（DLCO Pred 55%），支气管扩张试验阴性。肿瘤标志物：NSE（神经元特异性烯醇化酶）19.24ng/nl（正常

值：0 ～ 17ng/nl），癌胚抗原、鳞状上皮细胞癌抗原、胃泌素释放肽前体等均正常范围。T-B-spot 阴性；甲状腺功能、心肌酶谱、电解质、肝肾功能、D- 二聚体、FDP 等均未见异常。超声心动图：左心房前后径 28mm，左心室舒张末期前后径 42mm，左室射血分数 67%，右心室前后径 22mm，结论：二尖瓣轻度反流，三尖瓣中度反流，估测肺动脉收缩压 91mmHg。肺动脉 CTA：右肺上叶肺动脉及下叶背段动脉起始部明显狭窄，局部见软组织影包绕；右肺门及右肺背段见团片影，边界不清，右肺中叶及下叶背段支气管截断，右肺中叶不张；左肺上叶散在结节及条索影，双侧胸膜肥厚粘连；纵隔、肺门散在小淋巴结。现患者为进一步明确肺动脉高压病因就诊于本院。

既往史：无肝炎，2012 年患有结核，无外科手术史，磺胺类药物过敏，无输血史，右眼失明（60 年前，病因不详）。

个人史：无药物接触史，无吸烟，无饮酒，无特殊环境接触史，无有机物质和无机物质接触史。

家族史：无家族遗传病史，无家族传染病史，父母亲已故，父亲死于肺结核，有 1 兄患病。

【体格检查】

体温 36.5℃，脉搏 75 次 / 分，呼吸 18 次 / 分，血压 120/79mmHg。神志清楚，无病容，体位自动，眼睑无水肿，球结膜无水肿，巩膜无黄染，瞳孔等大等圆，无口唇发绀，甲状腺无肿大，无颈静脉怒张，无颈部血管杂音，双肺呼吸音清晰，双肺无啰音，心前区无隆起，心尖搏动在左侧第 5 肋间、左锁骨中线内 0.5cm，未触及震颤，心脏浊音界正常，心律齐，心率 75 次 / 分，心包摩擦音无，$A_2 = P_2$，左侧心脏杂音未闻及，右侧心脏杂音未闻及，移动性浊音阴性，腹部平坦，无压痛，无反跳痛，肠鸣音正常，肝未触及，肝颈静脉回流征阴性，下肢无水肿，病理反射未引出。

【辅助检查】

1. 血常规：白细胞总数 9.14×10^9/L，中性粒细胞百分比 75.5%，中性粒细胞绝对值 6.91×10^9/L，淋巴细胞百分比 18.1%，单核细胞百分比 5.0%，单核细胞绝对值 0.46×10^9/L，嗜酸性粒细胞百分比 0.7%，嗜酸性粒细胞绝对值 0.006×10^9/L，嗜碱性粒细胞百分比 0.7%，嗜碱性粒细胞绝对值 0.06×10^9/L。红细胞总数 5.33×10^{12}/L，血红蛋白浓度 155g/L。

2. NT-proBNP 598pg/ml，ESR 3mm/h，降钙素原 0.03ng/ml。

3. 肿瘤标志物：甲胎蛋白 3.67ng/ml，癌胚抗原 3.27ng/ml，CA19-9 0.8U/ml，CA125 48.64U/ml，CA153 8.04U/ml。

4. 凝血因子全套：Ⅱ因子活性 94.4%，Ⅴ因子活性 110.2%，Ⅶ因子活性 79.9%，Ⅹ因子活性 79.1%，Ⅷ因子活性 94.2%，Ⅸ因子活性 104.5%，Ⅺ因子活性 125.2%，Ⅻ因子活性 51.3%

5. 凝血全套：凝血酶原时间 12.5 秒，凝血酶原时间活动度 114%，INR 0.93，活化部分凝血酶时间 33.8 秒，D- 二聚体 0.22ug/ml，纤维蛋白原降解产物 2.5μg/ml。

6. 血生化全套：总蛋白 54g/L，白蛋白 35.6g/L，丙氨酸转氨酶 10U/L，天冬氨酸转氨酶 19U/L，谷氨酰转肽酶 34U/L，总胆红素 19.32μmol/L，K$^+$ 3.93mmol/L，Na$^+$ 144.36mmol/L，血糖 4.03mmol/L，血氯 109.44mmol/L，肌酐 59.55μmol/L，脂蛋白 a 130.82mg/L，超敏 C 反应蛋白 11.1mg/L，游离脂肪酸 0.69mmol/L，同型半胱氨酸 13.34μmol/L。

7. 右心导管：右心房压 6/3/2mmHg，右心室压 82/-8/6mmHg，肺动脉压 81/17/40mmHg，肺小动脉楔压 8/9/7mmHg，肺血管阻力 12.55WU。

8. 肺功能检查：轻度阻塞性通气功能障碍，肺弥散功能中度障碍。

9. 心肺运动试验：心电图运动试验阴性；频发室性期前收缩二联律，Peak VO$_2$ 13.9ml/（min·kg），达预计值 54%。

10. 心脏大血管超声：左心房前后径 29mm，左心室间隔厚度 7mm，左室射血分数 65%，左心室舒张末期前后径 41mm，左心室舒张末期容积 74ml，左心室后壁厚度 8mm，右心室前后径 20mm，TAPSE 20mm，三尖瓣反流速度 5m/s，三尖瓣反流压差 100mmHg，多普勒检查三尖瓣中大量反流，估测肺动脉收缩压 105mmHg。超声诊断：重度肺动脉高压，右心扩大，三尖瓣中大量反流。

11. 肺动脉 CTA：①升主动脉管壁未见增厚、钙化，余主动脉粥样硬化改变。②双肺多发炎症改变，右肺大片实变，请结合病史，必要时随诊复查（图 23-1，图 23-2）。

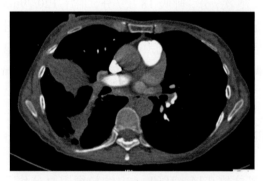

图 23-1　肺动脉 CT

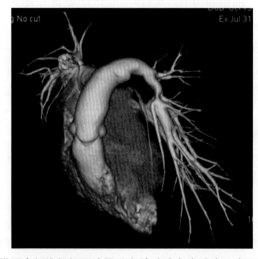

图 23-2　纵隔内纤维组织压迫导致左肺动脉多发狭窄，右下肺动脉闭塞

12. 肺灌注显像：肺灌注／通气显像提示右肺中叶血流灌注及通气均受损，考虑肺实性病变；余右肺及左肺上叶血流灌注受损、通气正常，结合病史符合肺动脉狭窄改变。

13. 肺动脉造影：见图 23-3。

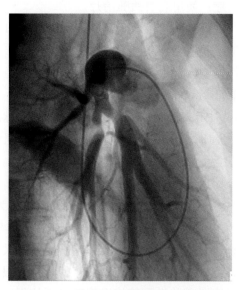

图 23-3　肺动脉造影显示肺血管狭窄

【诊断】

纵隔炎，多发肺动脉狭窄，肺动脉高压，慢性肺源性心脏病，心脏扩大，主动脉瓣关闭不全（轻度），心功能Ⅱ级（WHO 分级），心功能Ⅱ级（NYHA 分级），高脂血症，心律失常，短阵室性心动过速，短阵房性心动过速，陈旧性肺结核，结核性肺不张，高血压病 2 级（高危）。

【诊治经过】

1. 肺血管介入治疗：于 2020 年 8 月 7 日在局部麻醉下行右心导管检查，压力测定：右心房压 6/3/2mmHg，右心室压 82/-8/6mmHg，肺动脉压 81/17/40mmHg，肺小动脉楔压 8/9/7mmHg；肺血管阻力 12.55WU。于 2020 年 8 月 14 日在 LA8 行 Sterling 6.0mm×20mm，8.0mm×20mm 球囊扩张；术前肺动脉压 73/23/41mmHg，术后肺动脉压 66/19/34mmHg。于 2020 年 8 月 21 日在 LA8 置入 Express8.0mm×13mm 支架 1 枚，术前主肺动脉压 71/20/38mmHg，LA8 病变远端肺动脉压 28/18/23mmHg，术后肺动脉压 63/15/32mmHg。2023 年 9 月 1 日在局部麻醉下行右心导管检查，提示：右心房 15/11/9mmHg，右心室 79/1/16mmHg；肺动脉 79/26/45mmHg，PAWP14/15/14mmHg，肺血管阻力 10.65WU；CI 3.43L/（min·m^2）。肺动脉造影：LA1+2、LA3 闭塞；LA4、LA5、LA6、LA9、LA10 开口部可见局限性狭窄，远端血管未见明显狭窄及扩张样病变。LA8 开口环状狭窄，狭窄近端及远端存在压力阶差。左肺下叶肺动脉见一支架影，支架通畅，支架以远肺动脉分支显影好，左上肺静脉及右下肺静脉未见明显汇流，左下肺静脉及右上肺静脉回流尚可。2023 年 9 月 1 日行肺动脉球囊扩张成形术，术前肺动脉压 79/26/45mmHg，术后肺动脉压 63/22/37mmHg。术后复查右下肢静脉超声：右侧下肢深静脉血流通畅。

2. 抗血小板治疗：氯吡格雷 75mg qd。

3. 肺动脉高压靶向治疗：使用利奥西呱治疗。

4. 增强心肌收缩力：入院期间给予地高辛 0.125mg qd，口服。

5. 利尿：入院期间给予呋塞米利尿。

6. 抗心律失常：美托洛尔缓释片 23.75mg qd，口服。

7. 降脂治疗：匹伐他汀 2mg qd，口服。

诊疗思路分析：患者为中老年女性，超声心动图提示肺动脉高压。既往有肺结核史，肺血管 CT 提示双肺多发炎症改变伴狭窄，可见肺动脉内软组织影，提示纤维素性纵隔炎。

【疾病介绍】

纤维素性纵隔炎也称为硬化性纵隔炎或纵隔纤维化，特征为纵隔过度纤维化反应。纤维素性纵隔炎是对感染（通常是组织胞浆菌病，有时是结核）的一种罕见的异常免疫应答。纵隔结构受累导致的症状取决于具体受累器官。大多数患者由于附近的纵隔结构受压而出现症状。此外，诊断性检查和治疗的选择有限，处理难度大。纤维素性纵隔炎的症状和体征取决于哪些纵隔结构受损及受损的程度。症状在 2 ～ 5 年缓慢进展。

肺血管阻塞是纤维素性纵隔炎最常见的就诊表现，包括肺动脉和（或）肺静脉阻塞。肺动脉或肺静脉阻塞可导致肺高压和同侧急性肺梗死。其症状包括呼吸困难、咳嗽、胸痛和（或）咯血；咯血可能是由于肋间动脉或支气管动脉与肺动脉之间的功能性吻合（因肺动脉阻塞）或由于肺静脉高压（因肺静脉阻塞，即假性二尖瓣狭窄）。纤维素性纵隔炎的 X 线胸片表现无特异性，最常见的有纵隔增宽和（或）肺门或纵隔淋巴结病。其他表现包括肺叶或肺段实变或不张、单侧小肺动脉、间隔线、胸腔积液或心脏扩大。积液可能是由肺静脉高压、急性肺栓塞或乳糜胸引起。X 线胸片常低估疾病范围，即使患者的病变广泛（即引起中央大气道阻塞和血管闭塞），X 线胸片也可能相对正常，不一定显示钙化。约 80% 的纤维素性纵隔炎患者为单侧疾病，只累及 1 处肺门或 1 个淋巴结区。在单侧受累的患者中，大多为右侧疾病。双侧疾病患者可能预后较差。

诊断：当胸部 CT 上纵隔肿块具有典型特征时（即浸润性纵隔病变，正常脂肪平面消失，有钙化，伴或不伴不连续的肿块），结合结核病史，可诊断纤维素性纵隔炎。在这种情况下，如果没有其他合理疑似疾病，则不需要活检。而具有非典型表现的患者需要进行组织活检，以区分纵隔纤维化与其他疾病（通常是恶性肿瘤）。组织病理学通常显示大量成熟的、同心圆状沉积的无细胞胶原，类似于瘢痕疙瘩组织。纤维化组织浸润脂肪组织，使其消失。几乎不见炎症，但可见淋巴细胞或单核细胞浸润。

根据 2017 年欧洲心胸外科协会关于"纵隔炎的预防和管理治疗"的专家共识，

目前无法治愈纤维素性纵隔炎。治疗主要是为了缓解症状和避免维持生命的重要器官受累。对症治疗包括支气管镜下放置气道支架和经皮放置血管支架，分别用于治疗气道阻塞和血管阻塞。血管支架可有效改善纤维素性纵隔炎引起的中央血管阻塞症状。对于纤维素性纵隔炎并发重度中央气道外压性阻塞（下至二级支气管）的患者，气道扩张和放置气道支架可能有用。食管阻塞的患者也可考虑放置食管支架。

复查：无症状的患者应在6个月、12个月和24个月时进行临床和影像学复查，以寻找疾病进展的症状和体征。此后的监测取决于病变的位置。如果没有明显的证据表明存在血管闭塞或即将发生其他问题，通常会每2～5年复查1次或在出现症状时复查。接受治疗的患者还应监测是否出现治疗并发症和阻塞性症状的复发情况。复查通常持续终身。

预后：纤维素性纵隔炎是一种隐匿性、进展性疾病，自然病程因人而异。

【病例点评】

本病例是典型的纤维素性纵隔炎，患者为老年女性，有结核病史，累及肺组织和肺血管，主要表现为肺动脉局限性狭窄。局部置入肺动脉支架，可以明显降低肺动脉压，患者活动耐量明显增加。多次随诊，病情稳定。对于纤维素性纵隔炎的介入治疗有探索意义。

（赵智慧　李　欣）

参 考 文 献

[1] 曹云山，段一超，苏红玲. 纤维纵隔炎致肺血管狭窄的诊治进展. 中华心血管病杂志，2020, 48 (10): 823-830.

[2] 吴济强，欧阳红，雷丰丰，等. 纤维素性纵隔炎的临床和影像学特点. 国际呼吸杂志，2023, 43(4): 395-404.

[3] Abu-Omar Y, Kocher GJ, Bosco P, et al. European Association for Cardio-Thoracic Surgery expert consensus statement on the prevention and management of mediastinitis. Eur J Cardiothorac Surg, 2017, 51(1):10-29.

病例 24. 溶血性贫血所致肺动脉高压

【病史简介】

患者男，41 岁。因"活动后气促、不能平卧 1 年余，双下肢水肿 1 个月"于 2020 年 7 月 2 日入院。

患者 1 年前出现活动后气促，夜间强迫右侧高枕位入睡。上述症状进行性加重，动辄气喘，夜间右侧半卧位入睡。近 1 个月出现双下肢水肿。为进一步诊治来院。既往 β 地中海贫血病史，12 岁时行"脾切除术"；间断输血治疗，血红蛋白维持在 70 ～ 80g/L；铁过载病史，偶服用"去铁酮"治疗。2012 年行"胆囊切除术"。10 余年前发现两侧胸壁多发结节，复查呈进行性增大，外院血液科考虑"髓外造血"可能。未婚未育。1 个哥哥"地中海贫血"。

【体格检查】

体温 36.5℃，脉搏 105 次 / 分，呼吸 18 次 / 分，血压 87/56mmHg，身高 168cm，体重 50kg，BMI 17.7kg/m^2。静息、未吸氧状态下四肢末梢氧饱和度 96%，神清，被动右侧高半卧位，慢性病容，巩膜黄染，颈静脉怒张，双肺呼吸音粗，左下肺少量湿啰音，心律齐，各瓣膜听诊区未闻及杂音，肝肋下可触及，质韧，无触痛，下肢膝关节以下明显凹陷性水肿。

【辅助检查】

外院：

2010 年骨髓穿刺：增生性贫血骨髓象，考虑溶血性贫血。地中海贫血基因检测：β 地中海贫血基因 41-42/-28 突变。2020 年 6 月：血常规：WBC 11.99×10^9/L，HGB 74g/L，PLT 473×10^9/L，D- 二聚体 1.98mg/L。促红细胞生成素 > 200mU/ml（3.7 ～ 29.5mU/ml），血清铁 45.3μmol/L（9 ～ 32μmol/L），不饱和铁结合力 12.1μmol/L（32 ～ 51μmol/L），总铁结合力 57.4μmol/L（45 ～ 75μmol/L），铁蛋白 1487.7ng/ml（22 ～ 322ng/ml），转铁蛋白 1.45g/L（2.0 ～ 3.6g/L），叶酸 3.02ng/ml（5.9 ～ 24.8ng/ml）。糖类抗原 15371U/ml（0 ～ 38.6U/ml）。免疫球蛋白 A 5.01g/L，免疫球蛋白 G 24.30g/L，补体 C3 0.72g/L。ANA 滴度 + 抗核抗体谱、抗链球菌溶血素"O"、类风湿因子、抗环瓜氨酸肽抗体、C 反应蛋白、甲胎蛋白、癌胚抗原、糖类抗原 125、糖类抗原 19-9、前列腺特异性抗原、维生素 B$_{12}$ 均未见异常。腹部彩超：三支肝静脉均扩张，门静脉稍纡曲扩张，较宽处约 15.2mm，淤血肝改变；胆囊、脾切除术后。胸部 CT 提示：两侧胸壁可见多发大小不一结节状、团片状软组织密度影凸入肺内，最大一个位于纵隔右侧，大小约 99mm×62mm。

本院：

1. 血气分析（未吸氧）：pH 7.39，$PaCO_2$ 54mmHg，PaO_2 50mmHg，SpO_2 86%。

2. 血常规：WBC 10.61×10^9/L，HGB 88g/L，PLT 471×10^9/L，血细胞比容 26.0%，红细胞平均体积 85.0fl，红细胞平均血红蛋白含量 27.2pg，红细胞平均血红蛋白浓度 324g/L。

3. 肾功能：肌酐 55μmol/L，尿酸 674μmol/L。

4. 肝功能：总胆红素 45.9μmol/L，直接胆红素 15.2μmol/L，间接胆红素 30.7μmol/L。

5. 活化部分凝血酶原时间 49.4 秒，D- 二聚体 1.8mg/L。

6. NT-proBNP 963.4pg/ml。

7. 蛋白 C 43.0%，蛋白 S 61.6%。

8. CA153 59.72U/ml。

9. 乙肝五项、丙肝抗体、艾滋病抗体、梅毒抗体、甲状腺功能、空腹血糖、糖化血红蛋白 A1c、同型半胱氨酸未见明显异常。

10. 心电图：窦性心律，心率 101 次 / 分，右束支传导阻滞（图 24-1）。

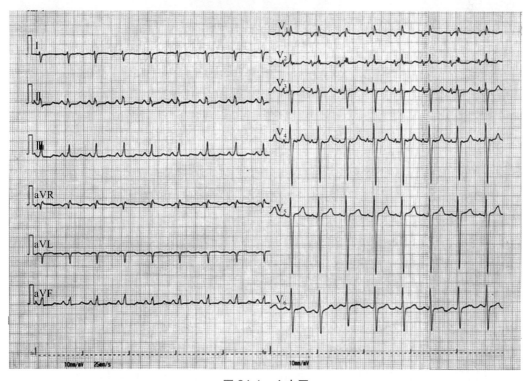

图 24-1　心电图

11. 心脏超声：左心房（LA）前后径 26mm，左心室舒张末期前后径（LVDd）37mm，右心房（RA）前后径 46mm×53mm，右心室（RV）舒张末期前后径 37mm×52mm，LVEF 63%，估测肺动脉收缩压（sPAP）83mmHg，三尖瓣收缩位移 16mm，右心室面积缩小率 28%，重度肺动脉高压，右心显著扩大，左心相对小，三尖瓣重度关闭不全，右心功能不全。

12. 胸部超声：双侧胸壁可见实性团块，较大者位于右侧胸壁背侧大小约96mm×90mm，占位边界清晰，形态规则，见包膜，CDFI：其内可见血流信号。双侧胸壁实性占位。

13. 双下肢静脉超声：双侧下肢静脉扩张，管壁张力大，可见明显反向血流，未见明显血栓及梗阻。

14. X线胸片：心胸比0.63，右心增大，肺动脉段突出，两肺内多发团块影，性质待定（图24-2）。

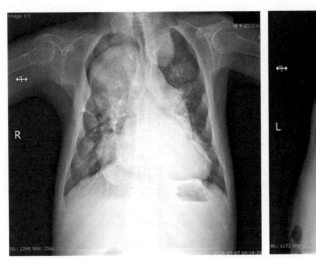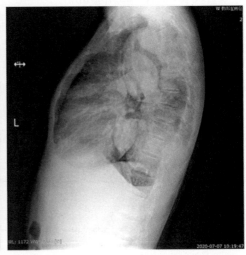

图24-2　X线胸片

15. 肺动脉CTA：右心增大，肺动脉扩张，未见充盈缺损。扫描范围骨质见不同程度膨胀、破坏，部分可见结节样、囊袋状软组织影形成，胸椎两旁显著，较大者位于右侧胸腔处，大小约101mm×75mm，同时结合外院2010年、2019年、2020年胸部CT提示右侧胸腔处肿块逐渐增大，分别为61mm×50mm×70mm、99mm×62mm，99mm×62mm。两肺呈不同程度的受压改变，右侧主支气管受压较明显，最窄处宽约3.2mm（图24-3）。

16. 肺通气功能：用力肺活量（FVC）预计值4.19L，实际值1.25L，占预计值29%；第1秒用力呼气容积（FEV_1）预计值3.43L，实际值1.06L，占预计值30%；FEV_1/FVC% 82%，实际值84%，占预计值103%；用力呼气25%肺活量的瞬间流速（FEF25%）预计值6.41L/s，实际值2.23L/s，占预计值34%，FEF 25%～75%预计值3.47L/s，实际值1.36L/s，占预计值39%。提示：重度限制性通气功能障碍。

17. 心脏磁共振：右心扩大，右心室壁肥厚，肺动脉显著增宽，符合肺动脉高压改变；右心功能减低，三尖瓣中至重度反流。左心功能：左心室EF值60%，心排血量（CO）6.4L/min，舒张末期容积（EDV）107.4ml，舒张末期容积指数（EDVi）70.3ml/m²。右心功能：右心室EF值24%，CO 9.4L/min，EDV 391.7ml，EDVi 256.4ml/m²，左心

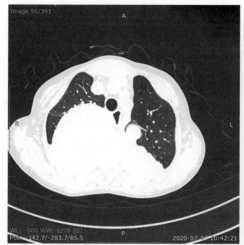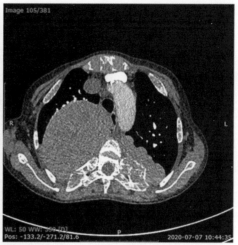

图 24-3　肺动脉 CTA

室舒张功能减低，符合心肌铁过载改变。

18. 睡眠呼吸监测：呼吸暂停低通气指数 8.6 次 / 小时，平均血氧饱和度 89.6%，最低血氧饱和度 71%。

【初步诊断】

肺动脉高压待查，慢性肺源性心脏病，右心扩大，三尖瓣重度关闭不全，慢性心力衰竭急性加重期，WHO 功能Ⅳ级，Ⅱ型呼吸衰竭，睡眠呼吸暂停低通气综合征，β地中海贫血，胸壁肿物，肝大，铁过载，脾切除术后状态，高尿酸血症，胆囊切除术后状态。

【诊治经过】

患者心电图呈右束支传导阻滞、右心负荷重表现；心脏彩超提示 sPAP 83mmHg 明显增高，右心明显增大，肺动脉高压高度可能。入院时强迫右侧半坐位，给予利尿、抗心力衰竭、低流量氧疗等处理后患者肢体水肿消退，气短有所缓解，可坚持平卧约 1 小时。于 7 月 14 日行右心导管检查：右心导管径路未见异常，股动脉血氧饱和度 84%。Qp/Qs=1.0，心脏指数 2.58L/（min·m²）。右心房压 30/14/20mmHg，右心室压 64/14/20mmHg，肺动脉压 69/39/51mmHg，平均肺动脉楔压 13mmHg。全肺阻力 13.4WU，肺血管阻力 9.99 WU。血流动力学分型为毛细血管前性肺动脉高压。

与血液科、呼吸科、放射科多学科联合查房。考虑 β地中海贫血诊断明确，胸腔多发结节逐步增大，此次在本院胸部 CT 提示胸腔内多发团块影最大者 101mm×75mm，边缘光滑，密度较平均，CT 值为 40～50HU，增强扫描为轻度强化，肋骨、椎骨均表现为骨质疏松、膨大变形，胸壁肿物为宽基底，与骨质相交通，骨皮质不连续，肿物密度与髓内 CT 值接近，病变符合髓外造血表现，且部分病灶处于造血活动期。这些胸腔内多发巨大团块压迫双侧肺组织和右侧主支气管导致限制性通气障碍，Ⅱ型呼吸衰竭。心肌、肝均存在铁过载，不排除肺血管存在铁过载可能。考虑患者毛细血管前肺动脉高压与 β地中海贫血、脾切除术、睡眠呼吸暂停低通气综合征、Ⅱ型呼吸衰竭等多种因素相关。

患者给予西地那非 25mg tid、螺内酯 20mg qd、呋塞米 20mg/ 托拉塞米 10mg 交替、孟鲁司特 10mg 每晚口服，BiPAP 呼吸机辅助通气，建议间断输血使血红蛋白＞9g/L 以减少髓外造血，继续口服去铁酮治疗。出院前测试 6 分钟步行距离 442m。出院 2 个月后随访，患者可以平卧和左右侧卧位，平地行走无不适。复查血红蛋白 76g/L；NT-ProBNP 101.3pg/ml。心脏彩超：LA 42mm，LVDd 50mm，RA 51mm，RV 47mm，LVEF 61%，估测 sPAP 75mmHg，下腔静脉内径约 22mm，呼吸塌陷率＞50%。患者心脏超声对比见表 24-1。

表 24-1 心脏超声

日期	左心室舒张期末前后径（mm）	右心室舒张末期前后径（mm）	LVEF（%）	估测肺动脉收缩压（mmHg）	三尖瓣反流程度
2010-04-25 外院	49	30	56	59	中至重度反流
2018-03-26 外院	54	25	78	55	少量反流
2020-06-23 外院	40	54	68	70	大量反流
2020-07-30 本院	37	37	63	83	重度反流
2020-09-29 本院复查	50	47	61	75	中度反流

最终诊断：肺动脉高压；肺源性心脏病，右心扩大，三尖瓣重度关闭不全，慢性心力衰竭急性加重期，WHO 功能Ⅳ级；Ⅱ型呼吸衰竭；睡眠呼吸暂停低通气综合征；β 地中海贫血；骨旁髓外造血；铁过载；肝大；脾切除术后状态；胆囊切除术后状态；高尿酸血症。

【疾病介绍】

地中海贫血是一组异质性常染色体隐性遗传性血红蛋白病。在全球范围内，估计有 1.5% 的生物人携带其致病基因并呈区域性分布。在我国以南方地区高发。正常血红蛋白由 2 条 α 样（ζ 或 α）和 2 条 β 样珠蛋白链（ε、γ、δ 或 β）组成四聚体。任何一条珠蛋白链生成受损将导致余正常生成珠蛋白链无法找到与其等量配对的链从而生成异常血红蛋白四聚体。其中 β 地中海贫血为 β 珠蛋白链产生不足，α 珠蛋白链会积聚并沉淀在骨髓中的红细胞前体中形成包涵体，造成髓内红细胞前体广泛破坏，生成无效红细胞。无效红细胞由于细胞膜缺陷脆性高，易溶血。同时，变形能力差易在脾脏中被巨噬细胞清除，导致脾大、脾功能亢进。溶血及脾破坏无效红细胞导致不同程度的贫血。严重贫血可致骨髓红系显著增生，骨骼结构破坏及髓外造血。髓外造血最常见为肝、脾，也可发生在椎管内外的脊柱旁、纵隔、胸壁等骨旁处。

　　β 地中海贫血可根据 β 珠蛋白产生量减少的程度分为重型、中间型和轻型。其中重型、中间型患者肺动脉高压发病率更高。既往一项基于右心导管检查研究显示，在1309 例地中海贫血患者中，2.1% 的患者存在毛细血管前性肺动脉高压，0.3% 的患者存在毛细血管后性肺动脉高压。更多研究基于心脏彩超估测的肺动脉压力，发现不同的慢性溶血性贫血合并肺动脉高压的概率不同。如以三尖瓣反流速率 ≥ 2.5m/s 定义肺动脉高压，镰状细胞疾病 HbSS 型 30% 合并肺动脉高压，HbSC 型为 10% ～ 25%；α 地中海贫血为 2% ～ 7%，β 地中海贫血为 10% ～ 75%；阵发性睡眠性血红蛋白尿症 50%。

　　溶血、慢性贫血、缺氧、铁过载、脾切除、高凝状态等多种机制参与慢性溶血疾病相关肺动脉高压的发生与发展。通常认为内皮损害是肺动脉高压的重要起始因素。一氧化氮（NO）具有血管扩张、内皮增殖调节及抗炎特性。血管内溶血释放游离的血红蛋白与 NO 反应形成无活性的硝酸盐和高铁血红蛋白使 NO 失活。溶血释放精氨酸酶 -1 可消耗 NO 合酶底物 L- 精氨酸，从而减少 NO 生成。NO 生成减少及消耗增加会诱导血小板、组织因子活化，凝血酶生成导致机体高凝状态、血栓形成、肺血管内皮功能损害。慢性贫血、低氧使心排血量升高，从而导致左心室功能障碍。反复输血导致铁过载；同时贫血时血清铁调素产生受到抑制也导致铁过载。血清铁调素的主要功能为降解铁转运蛋白的表达，减少肠道对铁的吸收，降低外周血铁的水平。血清铁调素产生受到抑制从而使铁转运蛋白增多，铁吸收增加导致铁过载。铁过载导致氧化应激反应和内皮功能障碍；过多的含铁血黄素沉积在心肌及肺间质导致心内膜和血管组织纤维化，从而使左心功能障碍及肺血管阻力增高，也易导致肺动脉高压。脾切除已被证明是慢性溶血性贫血性肺动脉高压发展的重要独立危险因素。脾的功能是过滤受损的红细胞和其他循环血细胞。这种功能的丧失会导致血小板活化、异常红细胞聚集、促凝血因子释放，促进早期有核红细胞释放，引起黏附分子表达增强。上述因素均可能引起血管内血栓形成，与慢性血栓栓塞性肺动脉高压形成密切相关。

　　仅有少数小样本研究探索了动脉性肺动脉高压靶向药物应用于慢性溶血性贫血相关的肺动脉高压。一项研究包含 10 例 β 地中海贫血合并肺动脉高压患者，应用西地那非 12 周观察到三尖瓣反流速率显著减低，但 6 分钟步行距离无明显改善。另一项研究包含 7 例地中海贫血合并肺动脉高压患者，应用西地那非 100mg/d，随访 5 ～ 10年，发现可显著改善 6 分钟步行距离和 NYHA 心功能分级。遗憾的是，这两项研究的肺动脉高压诊断均基于心脏超声，未进行右心导管检查。靶向药物对其他类型的慢性溶血性贫血未见到益处。

【病例点评】

　　慢性溶血性贫血在肺动脉高压分类中属于第五大类：不明原因或多种机制所致的肺动脉高压。慢性溶血性贫血并肺动脉高压在单个患者的发病机制可能各有不同。以此患者为例，考虑与贫血所致高动力、多种因素所致肺血管损害、铁过载所致心肌损害、胸腔内巨大占位所致通气功能障碍有关，针对各环节采取综合治疗后患者病情明显改善。综上所述，慢性溶血性贫血相关肺动脉高压发病机制复杂，需全面评估，根据具体情况给予综合性治疗。

（李坪蔚　奚群英）

参 考 文 献

[1] Weatherall D J. Phenotype‐genotype relationships in monogenic disease: lessons from the thalassaemias. Nat Rev Genet, 2001, 2(4):245-255.

[2] De sanctis V, Kattamis C, Canatan D, et al. β-thalassemia distribution in the old world: an ancient disease seen from a historical standpoint. Mediterr J Hematol Infect Dis, 2017, 9(1):e2017018.

[3] John S W, David H K, Chui M D. The α-globin gene: genetics and disorders. Clin Invest Med, 2001, 24(2):103.

[4] Angastiniotis M, Lobitz S. Thalassemias: an overview. Int J Neonatal Screen, 2019, 5(1):16.

[5] Sohawon D, Lau K K, Lau T, et al. Extra-medullary haematopoiesis: a pictorial review of its typical and atypical locations. J Med Radiat Oncol, 2012, 56(5): 538-544.

[6] Mathew R, Huang J, Wu J M, et al. Hematological disorders and pulmonary hypertension. World J Cardiol, 2016, 8(12):703-718.

[7] Derchi G, Galanello R, Bina P, et al. Prevalence and risk factors for pulmonary arterial hypertension in a large group of β-thalassemia patients using right heart catheterization: a webthal study. Circulation, 2014, 129(3):338-345.

[8] Haw A, Palevsky H I. Pulmonary hypertension in chronic hemolytic anemias: Pathophysiology and treatment. Respir Med, 2018, 137: 191-200.

[9] Morris C R, Gladwin M T, Kato G J. Nitric oxide and arginine dysregulation: a novel pathway to pulmonary hypertension in hemolytic disorders. Curr Mol Med, 2008, 8(7): 620-632.

[10] Eldor A, Rachmilewitz E A. The hypercoagulable state in thalassemia. Blood, 2002, 99(1): 36-43.

[11] Machado R F, Gladwin M T. Pulmonary hypertension in hemolytic disorders: pulmonary vascular disease: the global perspective. Chest, 2010, 137(6 Suppl): 30S-38S.

[12] Papanikolaou G, Tzilianos M, Christakis J I, et al. Hepcidin in iron overload disorders. Blood, 2005, 105(10): 4103-4105.

[13] Anthi A, Orfanos S E, Armaganidis A. Pulmonary hypertension in β thalassaemia. Lancet Respir Med, 2013, 1(6): 488-496.

[14] Hoeper M M, Niedermeyer J, Hoffmeyer F, et al. Pulmonary hypertension after splenectomy?. Ann Intern Med, 1999, 130(6):506-509.

[15] Amabile N, Guignabert C, Montani D. Cellular microparticles in the pathogenesis of pulmonary hypertension. Eur Respir J, 2013, 42(1): 272-279.

[16] Morris C R, Kim H Y, Wood J, et al. Sildenafil therapy in thalassemia patients with Doppler-defined risk of pulmonary hypertension. Haematologica, 2013, 98(9): 1359-1367.

[17] Derchi G, Balocco M, Bina P, et al. Efficacy and safety of sildenafil for the treatment of severe pulmonary hypertension in patients with hemoglobinopathies: results from a long-term follow up. Haematologica, 2014, 99(2):e17-e18.

[18] Machado R F, Barst R J, Yovetich N A, et al. Hospitalization for pain in patients with sickle cell disease treated with sildenafil for elevated TRV and low exercise capacity. Blood, 2011, 118(4): 855-864.

[19] Barst R J, Mubarak K K, Machado R F, et al. Exercise capacity and hemodynamics in patients with sickle cell disease with pulmonary hypertension treated with bosentan: results of the ASSET studies. Br J Haematol, 2010, 149(3): 426-435.

中英文缩略词表

英文缩写	英文全称	中文
6MWD	6 minute walking distance	6 分钟步行距离
6MWT	6 minute walking test	6 分钟步行试验
ACR	American College of Rheumatology	美国风湿病学会
AHI	apnea–hypopnea index	呼吸暂停 / 低通气指数
ALB	albumin	白蛋白
ALCAPA	anomalous origin of the left coronary artery from the pulmonary artery	左冠状动脉异常起源于肺动脉
ALT	alanine aminotransferase	丙氨酸转氨酶
AML	angiomyolipolipomas	肾血管肌肉脂肪瘤
ANA	antinuclear antibodies	抗核抗体
ANCA	anti-neutrophil cytoplasmic antibodies	抗中性粒细胞胞质抗体
APTT	activated partial thromboplastin time	活化部分凝血活酶时间
ATIII	antithrombin III	抗凝血酶III
BHD	Birt-Hogg-Dubé syndrome	Birt-Hogg-Dube 综合征
bid	bis in die	每日 2 次
BMI	body mass index	体重指数
BNP	brain natriuretic peptide	B 型利钠肽
BP	blood pressure	血压
BPA	balloon pulmonary angioplasty	肺动脉球囊扩张术
BUN	blood urea nitrogen	血尿素氮
C3	complement 3	补体 3
C4	complement 4	补体 4
CA125	carbohydrate antigen 125	糖类抗原 125
CA153	carbohydrate antigen 153	糖类抗原 153
CA199	carbohydrate antigen 19-9	糖类抗原 19-9
CCB	calcium channel blockers	钙通道阻滞剂
CDFI	color Doppler flow imaging	彩色多普勒血流显像
CHD	congenital heart disease	先天性心脏病
CHD-PAH	pulmonary arterial hypertension associated with congenital heart disease	先天性心脏病相关性肺动脉高压

英文缩写	英文全称	中文
CHOL	cholesterol	胆固醇
CI	cardiac index	心脏指数
CKMB	creatine kinase-MB	肌酸激酶 MB 同工酶
CMR	cardiac magnetic resonance	心脏磁共振
CO	cardiac output	心排血量
CPAP	continuous positive airway pressure	持续正压呼吸机
CPET	cardiopulmonary exercise testing	心肺运动试验
CPSVS	congenital portosystemic venous shunts	先天性门体静脉分流
Cr	creatinine	肌酐
CRP	C-reactive protein	C 反应蛋白
CT	computed tomography	计算机断层成像
CTA	computed tomography angiography	CT 血管造影
CTD	connective tissue disease	结缔组织疾病
CTEPH	chronic thromboembolic pulmonary hypertension	慢性血栓栓塞性肺动脉高压
CTPA	computed tomography pulmonary angiography	CT 肺动脉造影
CTV	ct venography	CT 静脉造影
Dbil	direct bilirubin	直接胆红素
D-dimer	-	D- 二聚体
DLCO	diffusing capacity of the lungs for carbon monoxide	肺一氧化碳弥散量
DLCO/VA	diffusing capacity divided by the alveolar volume	一氧化碳弥散量与肺泡通气量比值
DPAH	pulmonary arterial hypertension associated with drugs and toxins	药物和毒物相关性肺动脉高压
ds-DNA	anti-double stranded DNA antibody	抗双链 DNA 抗体
EDV	end-diastolic volume	舒张末期容积
EDVi	end-diastolic volume index	舒张末期容积指数
ERAs	endothelin receptor antagonists	内皮素受体拮抗剂
ESR	erythrocyte sedimentation rate	红细胞沉降率
ESSDAI	EULAR Sjögren's syndrome disease activity index	欧洲抗风湿病联盟干燥综合征活动度指数
EULAR	The European League Against Rheumatism	欧洲抗风湿病联盟
F II	factor II	凝血因子 2
F VII	factor VII	凝血因子 7
F X	factor X	凝血因子 10
F XI	factor XI	凝血因子 11

英文缩写	英文全称	中文
FDP	fibrin degradation products	纤维蛋白降解产物
FEF	forced expiratory flow	用力呼气流量
FEV_1	forced expiratory volume in one second	第 1 秒用力呼气容积
FVC	forced vital capacity	用力肺活量
GBM	glomerular basement membrane	肾小球基底膜
GGT	gamma-glutamyl transferase	γ- 谷氨酰转移酶
Glu	glucose	血糖
HbA1c	hemoglobin A1c	糖化血红蛋白
HBcAb	hepatitis B core antibody	乙型肝炎核心抗体
HBeAb	hepatitis B e antibody	乙型肝炎 e 抗体
HBeAg	hepatitis B e antigen	乙型肝炎 e 抗原
HBsAb	hepatitis B surface antibody	乙型肝炎表面抗体
HBsAg	hepatitis B surface antigen	乙型肝炎表面抗原
HBV	hepatitis B virus	乙型肝炎病毒
HCO_3^-	-	碳酸氢根离子
HCT	hematocrit	血细胞比容
Hcy	homocysteine	同型半胱氨酸
HDL-C	high-density lipoprotein cholesterol	高密度脂蛋白胆固醇
HFmrEF	heart failure with mildly reduced ejection fraction	射血分数轻微降低型心力衰竭
HFpEF	heart failure with preserved ejection fraction	射血分数保留型心力衰竭
HFrEF	heart failure with reduced ejection fraction	射血分数降低型心力衰竭
HGB	hemoglobin	血红蛋白
HHT	hereditary hemorrhagic telangiectasia	遗传性出血性毛细血管扩张症
HIV	human immunodeficiency virus	人类免疫缺陷病毒
HPAH	heritable pulmonary hypertension	可遗传性肺动脉高压
HPF	HighPowerField	高倍镜视野
HR	heart rate	心率
HRCT	high resolution computed tomography	高分辨率 CT
hsCRP	high sensitivity C-reactive protein	高敏 C 反应蛋白
IgG	immunoglobulin G	免疫球蛋白 G
INR	international normalized ratio	国际标准化比值
IPAH	idiopathic pulmonary hypertension	特发性肺动脉高压
IVC	inferior vena cava	下腔静脉
K^+	potassium ion	钾离子

英文缩写	英文全称	中文
LA	left atrium	左心房
Lac	lactate	乳酸
LAD	left anterior descending artery	左冠状动脉前降支
LAM	lymphangioleiomyomatosis	淋巴管肌瘤病
LDH	lactate dehydrogenase	乳酸脱氢酶
LDL-C	low-density lipoprotein cholesterol	低密度脂蛋白胆固醇
LIP	lymphoid interstitial pneumonia	淋巴性间质性肺炎
LM	left main artery	左冠状动脉主干
LV	left ventricle	左心室
LVDd	left ventricular end diastolic dimension	左心室舒张末期前后径
LVEF	left ventricular ejection fraction	左室射血分数
MCHC	mean corpuscular hemoglobin concentration	平均红细胞血红蛋白浓度
MCV	mean corpuscular volume	平均红细胞体积
mPAP	mean pulmonary artery pressure	肺动脉平均压
MRI	magnetic resonance imaging	磁共振成像
mTOR	mammalian target of rapamycin	雷帕霉素靶蛋白
MVV	maximum voluntary ventilation	最大自愿通气量
Na^+	sodium ion	钠离子
NO	nitric oxide	一氧化氮
NSE	neuron-specific enolase	神经元特异性烯醇化酶
NT-proBNP	N-terminal pro-brain natriuretic peptide	氨基末端脑利钠肽前体
NYHA	New York Heart Association	纽约心脏病学会
ODI	oxygen desaturation index	氧饱和度降低指数
OSA	obstructive sleep apnea	阻塞性睡眠呼吸暂停
$PaCO_2$	partial pressure of arterial carbon dioxide	二氧化碳分压
PAH	pulmonary arterial hypertension	动脉型肺动脉高压
PaO_2	partial pressure of arterial oxygen	氧分压
PAP	pulmonary artery pressure	肺动脉压
PAWP	pulmonary artery wedge pressure	肺动脉楔压
PC	protein C	蛋白 C
PCH	pulmonary capillary hemangiomatosis	肺毛细血管瘤病
PDA	patent ductus arteriosus	动脉导管未闭
PDE-5	phosphodiesterase type 5	磷酸二酯酶 -5
Peak VO_2	peak oxygen uptake	峰值摄氧量

英文缩写	英文全称	中文
PET/CT	positron emission tomography / computedtomography	正电子发射断层显像/X线计算机体层成像仪
PH	pulmonary hypertension	肺动脉高压
pH	-	酸碱度
PH-LHD	pulmonary hypertension due to left heart disease	左心疾病所致肺动脉高压
pLCH	pulmonary Langerhans' cell histiocytosis	肺朗格汉斯细胞组织细胞增生症
PLT	platelet	血小板
PoPH	portopulmonary hypertension	门静脉高压相关性肺动脉高压
PS	protein S	蛋白S
PT	prothrombin time	凝血酶原时间
PTA	prothrombin activity	凝血酶原活性
PTE	pulmonary thromboembolism	肺血栓栓塞症
PVOD	pulmonary veno-occlusive disease	肺静脉闭塞症
PVR	pulmonary vascular resistance	肺血管阻力
PVS	pulmonary vein stenosis	肺静脉狭窄
qd	quaque die	每日1次
Qp	pulmonary flow quantity	肺循环流量
Qs	systemic flow quantity	体循环血流量
QTc	corrected QT	按心率校正的QT间期
RA	right atrium	右心房
RAP	right atrial pressure	右心房压
RBC	red blood cell	红细胞
RCT	randomized controlled trial	随机对照试验
RF	rheumatoid factor	类风湿因子
RHC	right heart catheterization	右心导管检查
RV	right ventricle	右心室
RVDd	right ventricular end diastolic dimension	右心室舒张末期前后径
SaO_2	arterial oxygen saturation	动脉氧饱和度
SBE	standard base excess	标准碱剩余
SD	standard deviation	标准差
S-LAM	sporadic lymphangioleiomyomatosis	散发性淋巴管肌瘤病
SLE	systemic lupus erythematosus	系统性红斑狼疮
SLEDAI	systemic lupus erythematosus disease activity index	狼疮活动指数
SO_2	oxygen saturation	血氧饱和度

英文缩写	英文全称	中文
sPAP	pulmonary artery systolic pressure	肺动脉收缩压
SpO$_2$	percutaneous arterial oxygen saturation	经皮动脉血氧饱和度
SS	Sjögren's syndrome	干燥综合征
SSc	systemic sclerosis	系统性硬化症
SUV$_{max}$	standardized uptake value maximum	标准摄取最大值
SVI	stroke volume index	每搏量指数
SvO$_2$	venous oxygen saturation	混合静脉血氧饱和度
TAK	Takayasu arteritis	大动脉炎
TAPSE	tricuspid annular plane systolic excursion	三尖瓣环收缩期位移
Tbil	total bilirubin	总胆红素
TCE	Trichloroethylene	三氯乙烯
TG	triglyceride	三酰甘油
TGF-β	tumor necrosis factor-β	肿瘤坏死因子 β
tid	ter in die	每日 3 次
TLC	total lung capacity	肺总量
TPR	total pulmonary resistance	全肺阻力
TRV	tricuspid regurgitation velocity	三尖瓣反流速度
TSC	tuberous sclerosis complex	结节性硬化症
TSH	thyroid stimulating hormone	促甲状腺激素
UA	uric acid	尿酸
UCG	ultrasonic cardiogram	超声心动图
VC	vital capcacity	肺活量
VCO$_2$	carbon dioxide output	二氧化碳排出量
VE	minute ventilation volume	每分钟呼气量
VEGF-D	vascular endothelial growth factor-D	血管内皮生长因子 D
VO$_2$	oxygen uptake	摄氧量
VSD	ventricular septal defect	室间隔缺损
WBC	white blood cell	白细胞
WHO FC	World Health Organization functional class	世界卫生组织功能分级
WU	Wood Units	Wood 单位